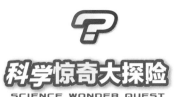

科学惊奇大探险
SCIENCE WONDER QUEST

人体迷宫大调查
食物消化 篇

[日]赞岐美智义 / 主编　　[日]木村广喜 / 绘　　李汉庭 / 译

U0334682

全国优秀出版社
浙江少年儿童出版社
·杭州·

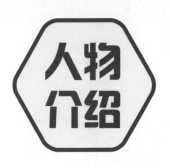

人物介绍

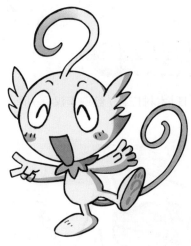

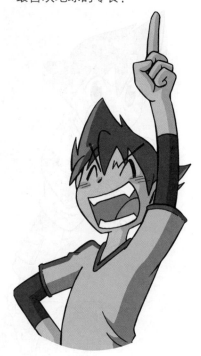

◀ **可罗纳**

接受父亲的命令从外星来到地球。只要带上神奇的道具——"穿越书"和工具箱，就能去任何想去的地方，包括回到过去。拥有地球人所不具备的不可思议的能量，能将自己和别人变成昆虫般大小。为了进行暑期"自由研究"*实践活动，一路上寻找着"为什么"。

最喜欢地球的零食！

阿 健 ▶

不爱读书，但是体能优异，体育成绩总是全年级第一！只是一直赢不了莎拉老师。

特别挑食，尤其讨厌西红柿，一看到就冒冷汗。

*自由研究，是日本中小学生的一项自主探究性学习活动。它由学生自我确定主题、发现问题和寻找解决方案，是一种开放性的暑假作业。

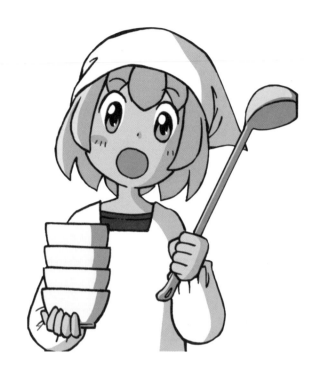

阿健最好的小伙伴,待人温和、稳重。

每次看到阿健莽撞胡来,都会吓得心惊肉跳。

看到莎拉老师每天容光焕发,就想知道其中有什么秘密。

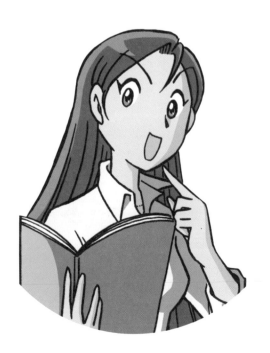

阿健和爱里佳的班主任。喜欢空手道,体育十项全能!

英姿挺拔,精力充沛,是班上女生的偶像。

爱逛街。

目录

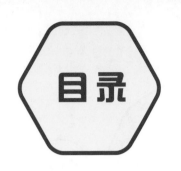
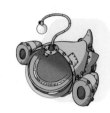
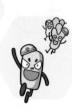
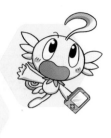

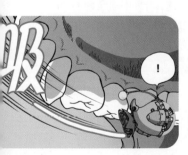
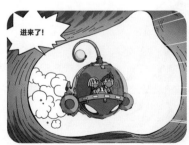
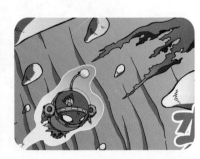

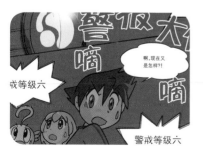
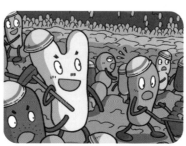
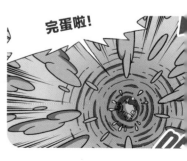

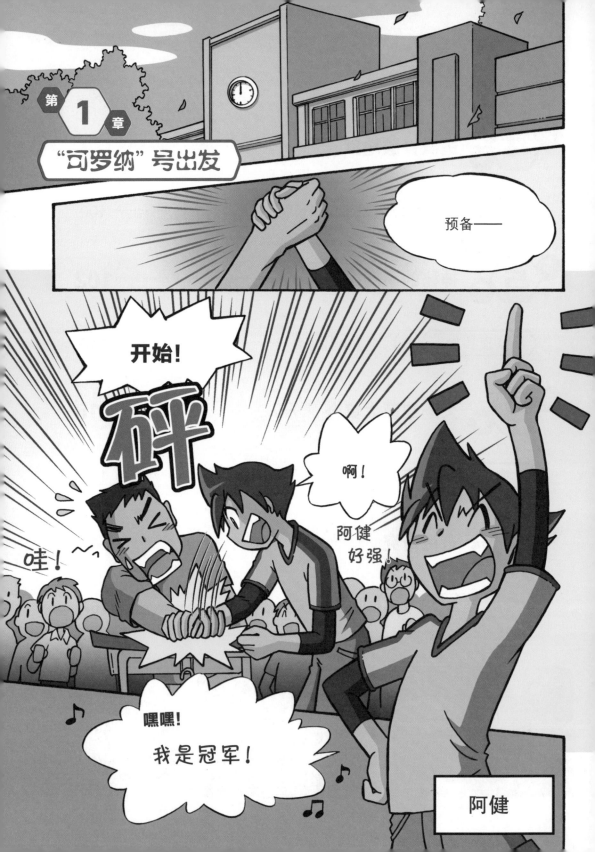

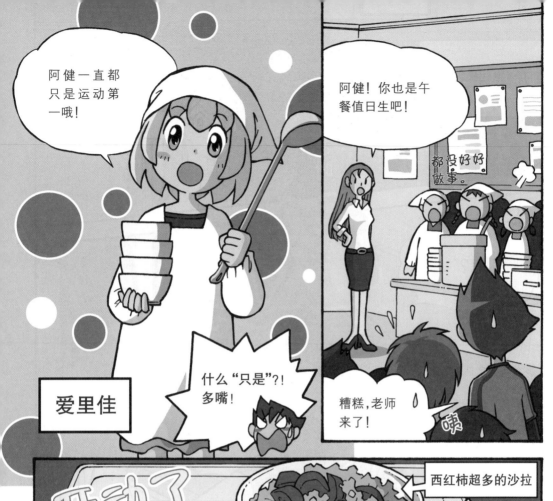

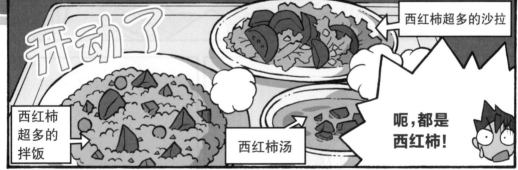

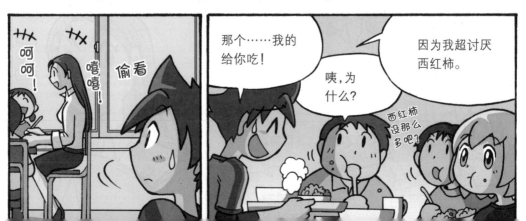

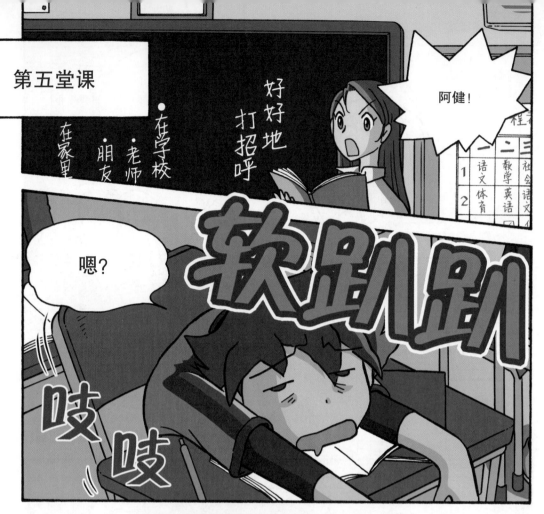

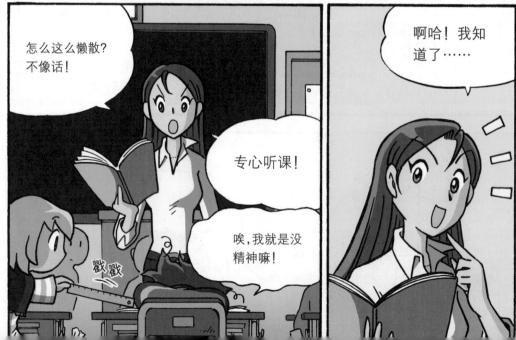

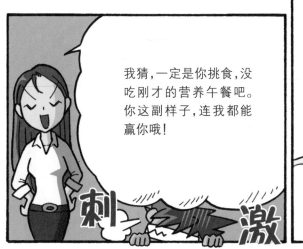

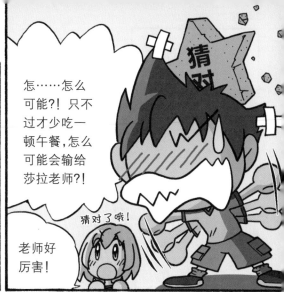

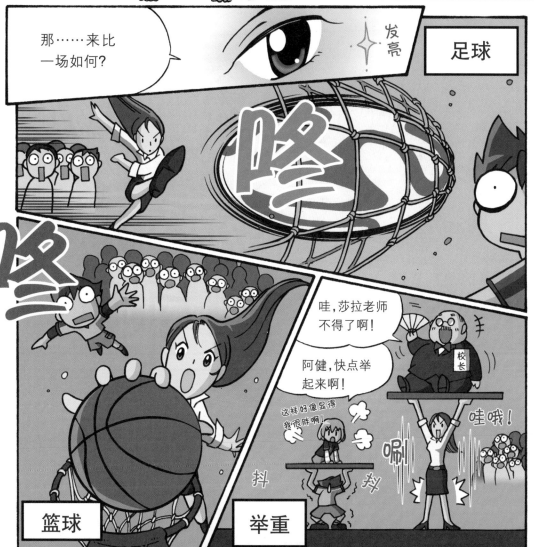

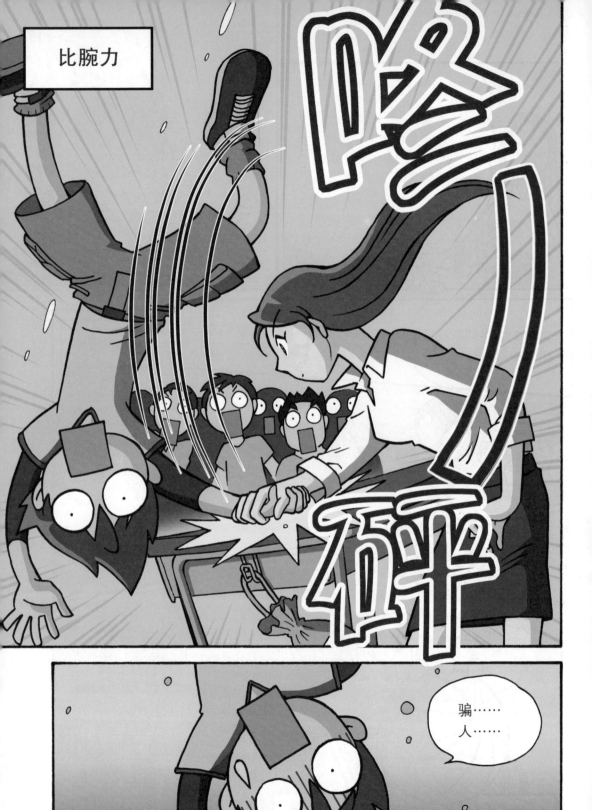

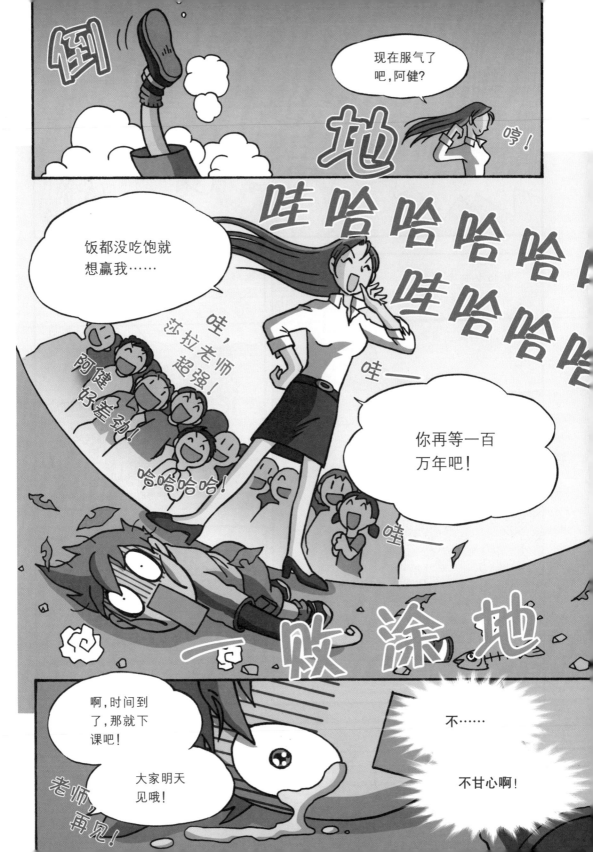

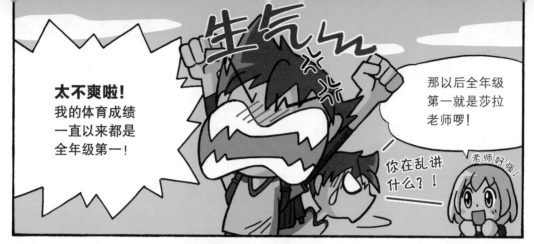

生气

太不爽啦!
我的体育成绩一直以来都是全年级第一!

那以后全年级第一就是莎拉老师啰!

你在乱讲什么?!

老师好强!

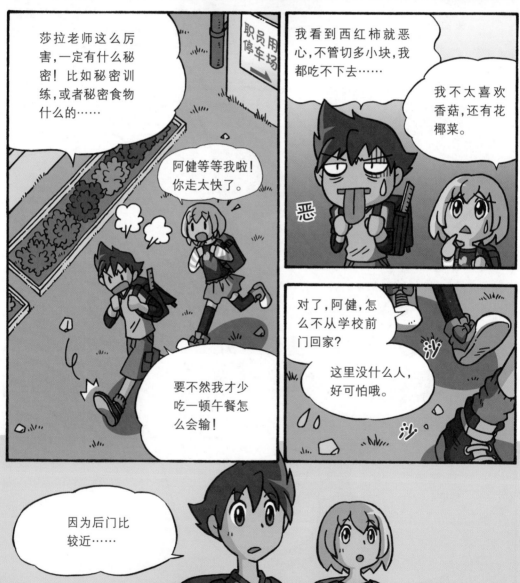

莎拉老师这么厉害,一定有什么秘密! 比如秘密训练,或者秘密食物什么的……

阿健等等我啦! 你走太快了。

要不然我才少吃一顿午餐怎么会输!

我看到西红柿就恶心,不管切多小块,我都吃不下去……

我不太喜欢香菇,还有花椰菜。

恶

对了,阿健,怎么不从学校前门回家?

这里没什么人,好可怕哦。

职员用停车场

因为后门比较近……

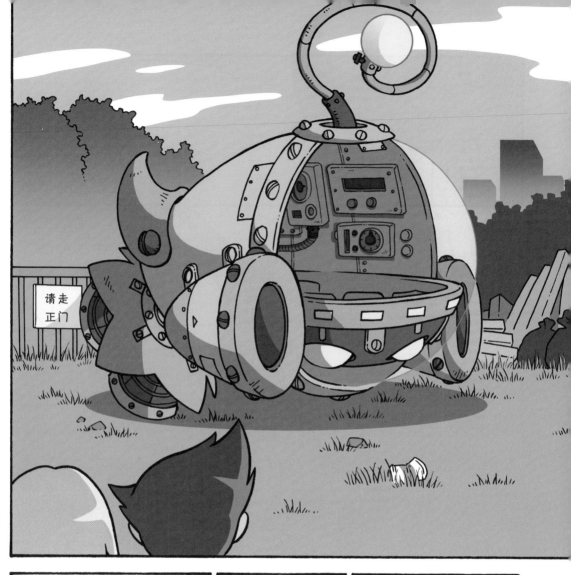

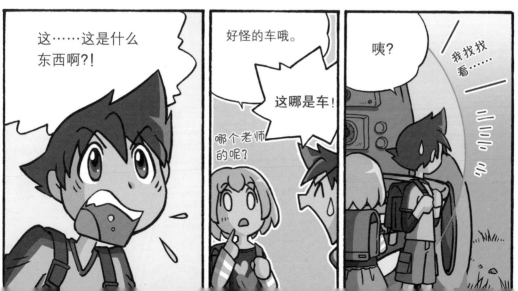

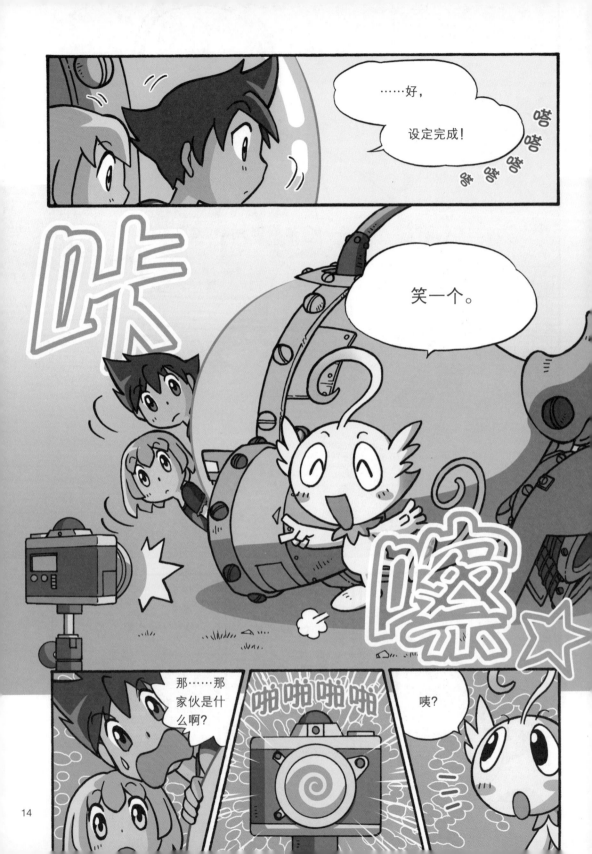

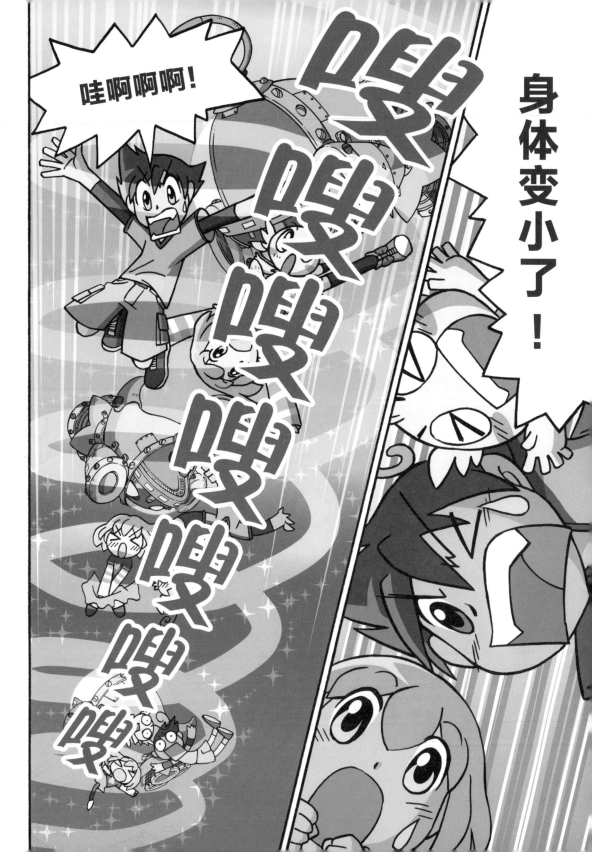

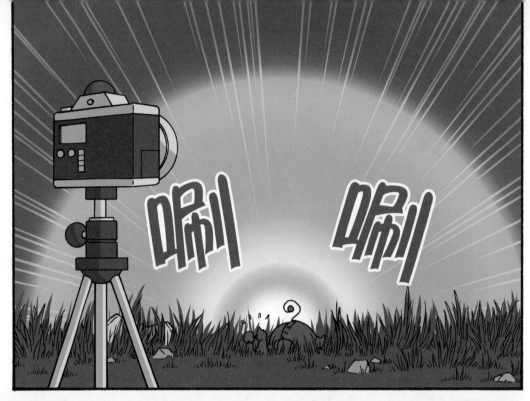

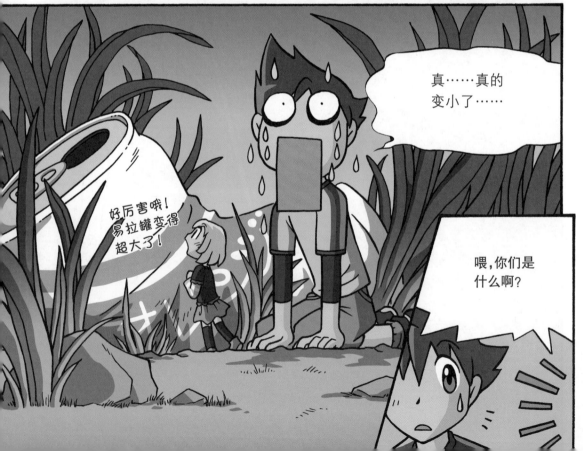

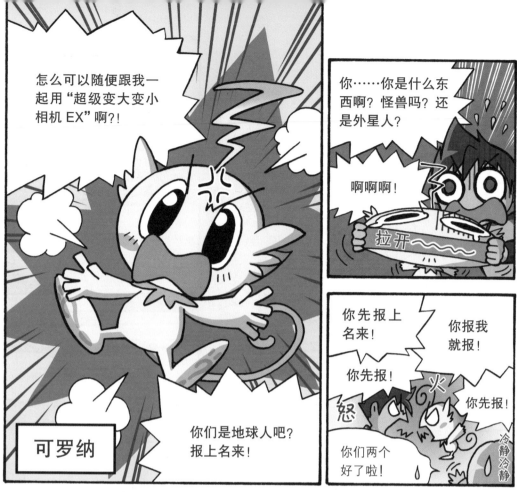

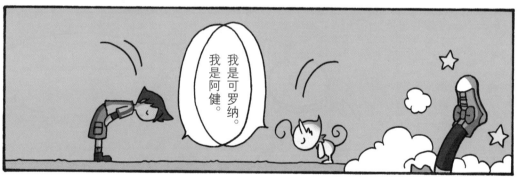

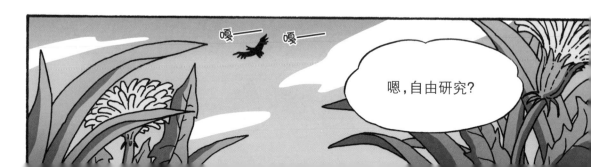

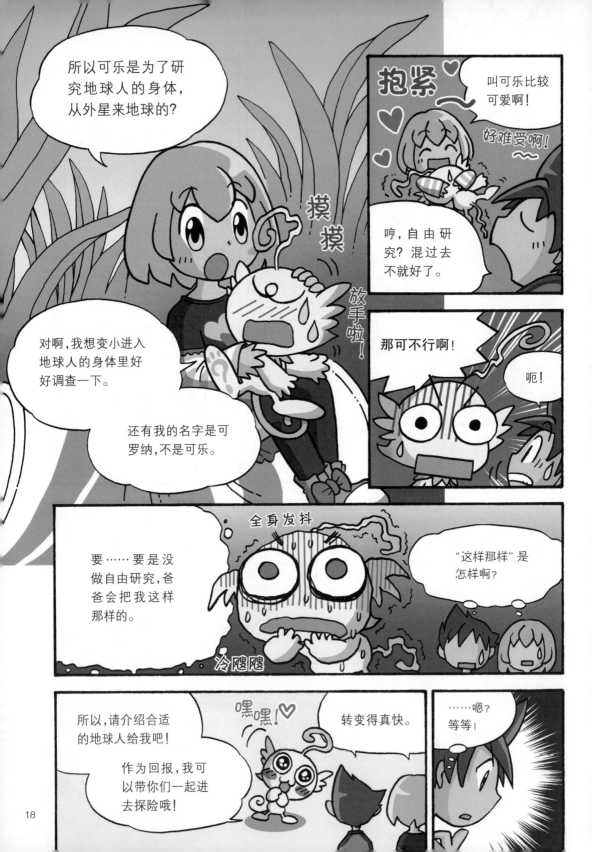

所以可乐是为了研究地球人的身体,从外星来地球的?

叫可乐比较可爱啊!

抱紧♥~♥

好难受啊!

哼,自由研究?混过去不就好了。

摸摸

放手啦!

对啊,我想变小进入地球人的身体里好好调查一下。

那可不行啊!

呃!

还有我的名字是可罗纳,不是可乐。

要……要是没做自由研究,爸爸会把我这样那样的。

全身发抖

冷飕飕

"这样那样"是怎样啊?

所以,请介绍合适的地球人给我吧!

嘿嘿!♥

转变得真快。

……嗯?等等!

作为回报,我可以带你们一起进去探险哦!

18

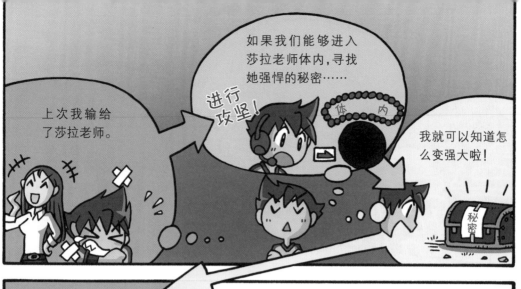

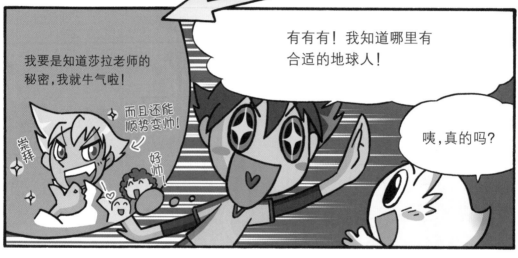

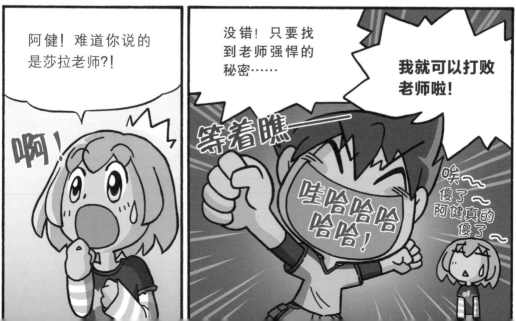

探索
笔记

目前有许多方法可以让人从体外观察人体内部，包括 X 光检查、内视镜检查（将内视镜插入食道或气管）、核磁共振（MRI，利用电磁波与计算机，拍摄出人体的切片影像），还有利用声波的超声波扫描等等。

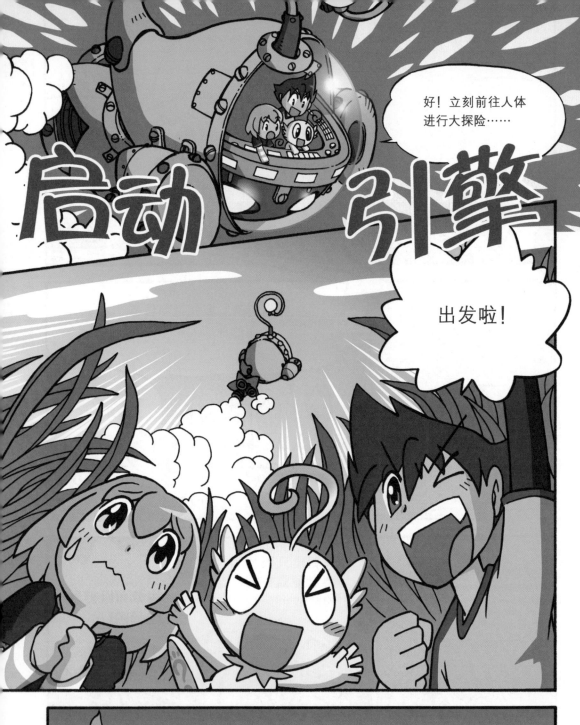

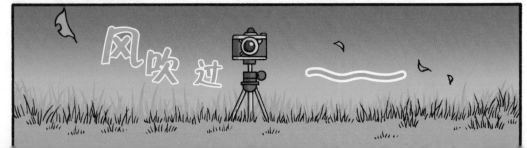

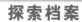

体内检查的技术

可罗纳一行搭乘"可罗纳"号,缩小成0.01毫米的大小,进入人体内勘查。而目前人体内部的检查技术究竟发展到什么程度了呢?

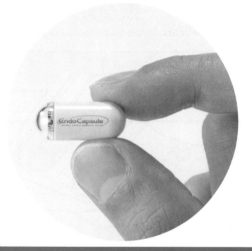

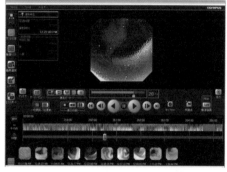

左上图:目前用于小肠诊断的"胶囊内视镜"
右上图:小肠内部录像画面
(图片提供:Olympus 有限公司)

微型摄像机的功能

"人变小进入人体内调查"一直以来都只是出现在科幻故事中。人类目前还没有能缩小自己的技术。但有一种可以吞进肚子里的微型摄像机——胶囊内视镜,可以用来检查人体内部。

这种胶囊横截面直径11毫米,长度26毫米,人吞下肚后,会经过食道、胃,抵达小肠。它会像食物一样缓慢前进,即使身体内部没有光线,它也能自己开灯,用摄像机拍摄画面。每颗胶囊每次可以拍摄6万张照片,照片会传送到体外,显示在计算机屏幕上。

另外,我们常听说的内视镜,其实是在细长的管子前端装了微型摄像机,再将管子插入嘴巴或肛门,用以拍摄体内的器官。这种胶囊型的内视镜使人完全没有被插入管子的痛苦,以前传统管状内视镜无法抵达小肠,但胶囊内视镜可以轻松抵达。胶囊内视镜除了可以安装摄像机之外,还可以安装镊子,直接摘除小病灶。

科学家夜以继日地进行研究,就是希望在为患者提供检查与治疗服务的过程中尽可能不开刀,以减少甚至避免患者的痛苦。

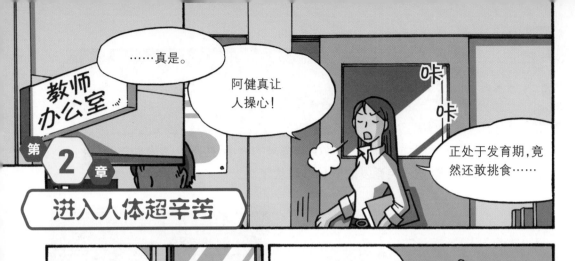

第 2 章

进入人体超辛苦

……真是。

阿健真让人操心!

正处于发育期,竟然还敢挑食……

咔咔

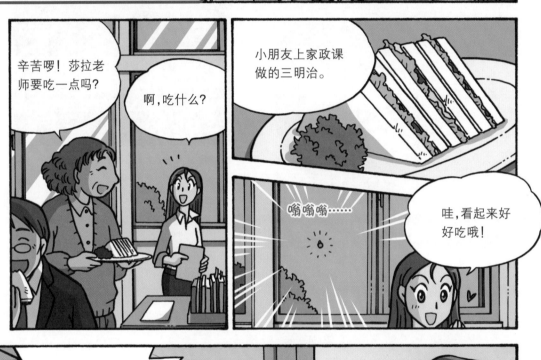

辛苦啰!莎拉老师要吃一点吗?

啊,吃什么?

小朋友上家政课做的三明治。

嗡嗡嗡……

哇,看起来好好吃哦!

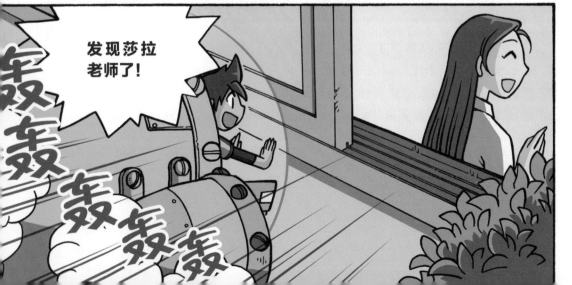

发现莎拉老师了!

嗞嗞嗞嗞嗞

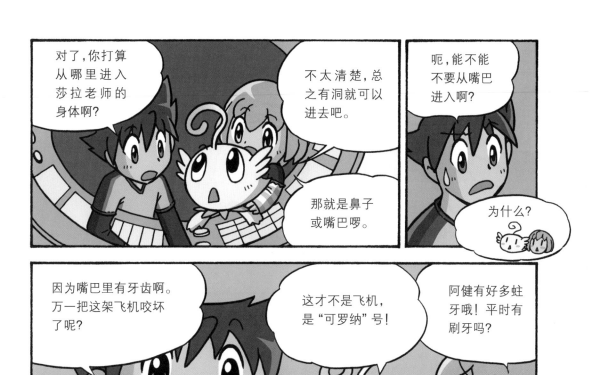

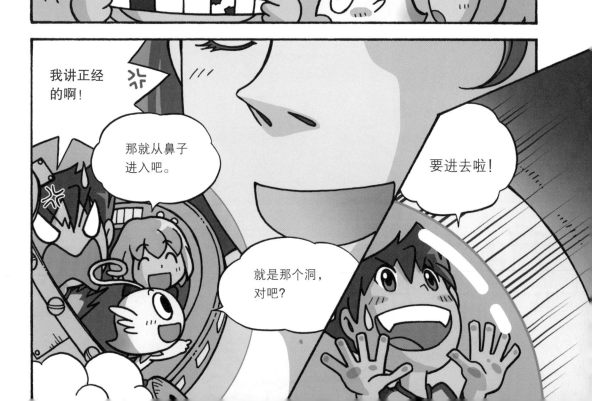

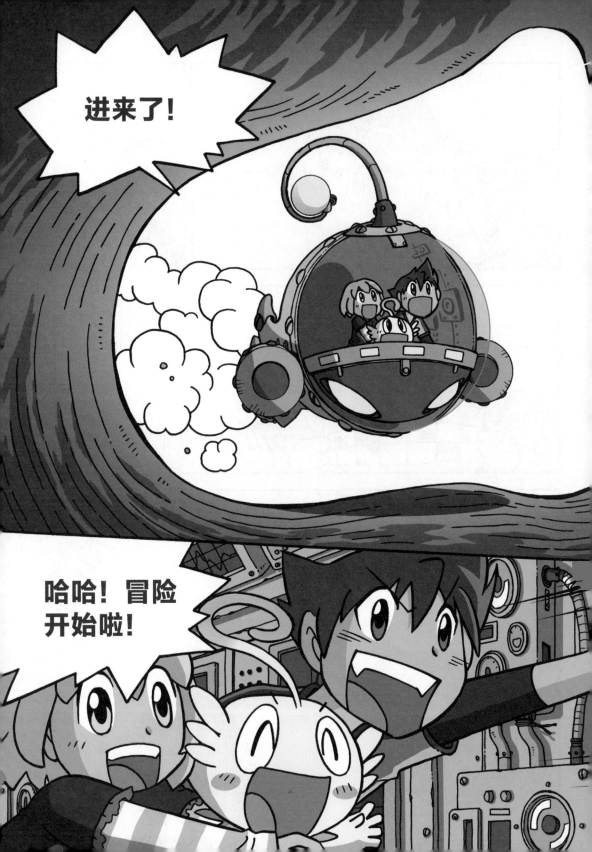

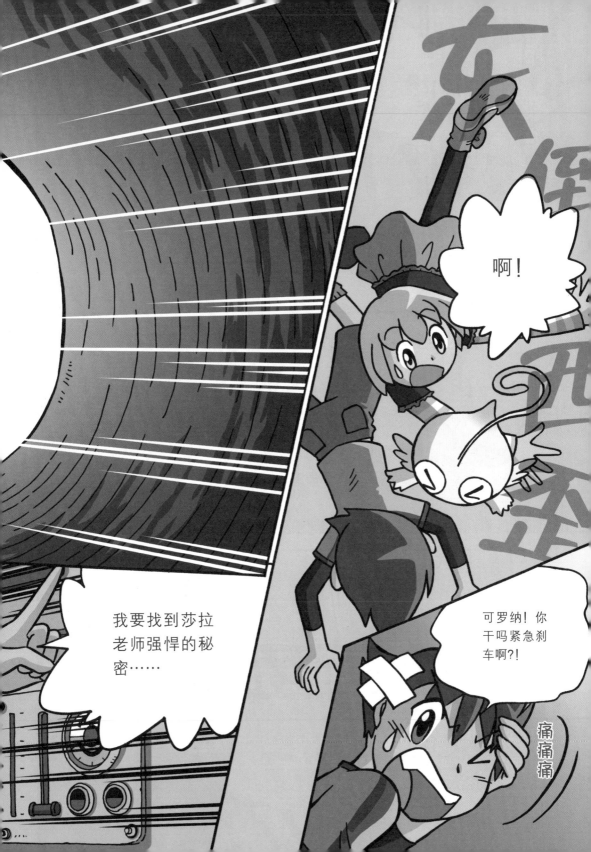

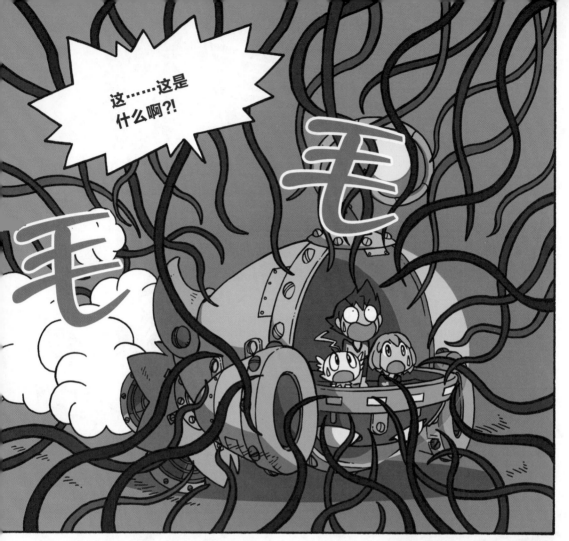

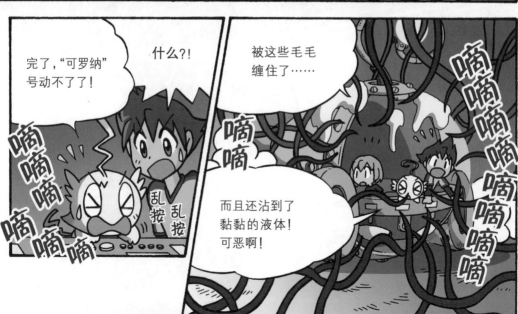

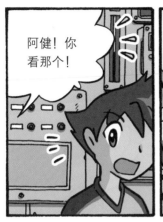

阿健！你看那个！

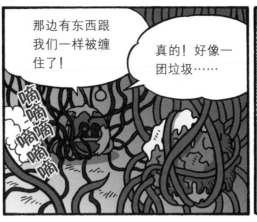

那边有东西跟我们一样被缠住了！

真的！好像一团垃圾……

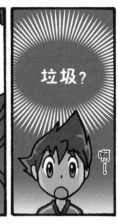

垃圾？

啊！

探索笔记

当人感冒时，鼻黏膜会产生病毒，人体就会分泌更多的鼻涕，并开始打喷嚏，试图杀死并排出病毒，所以鼻涕要擤掉比较好。感冒的时候，最好戴口罩，避免到处散播病毒。

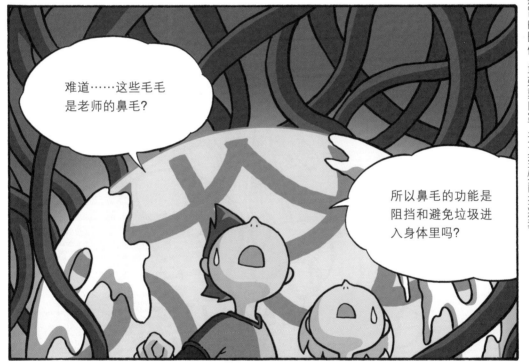

难道……这些毛毛是老师的鼻毛？

所以鼻毛的功能是阻挡和避免垃圾进入身体里吗？

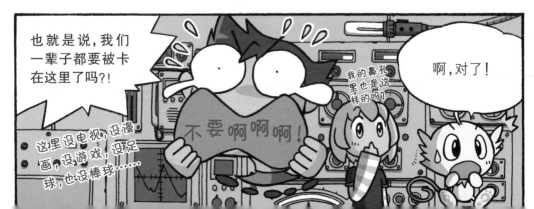

也就是说，我们一辈子都要被卡在这里了吗？！

这里没电视，没漫画，没游戏，没足球，也没棒球……

不要啊啊啊！

我的鼻孔里也是这样的吗？

啊，对了！

27

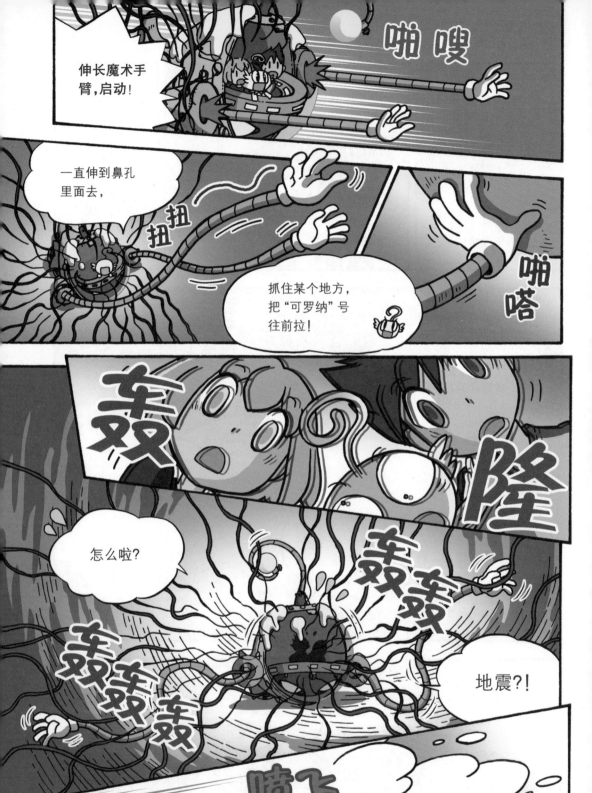

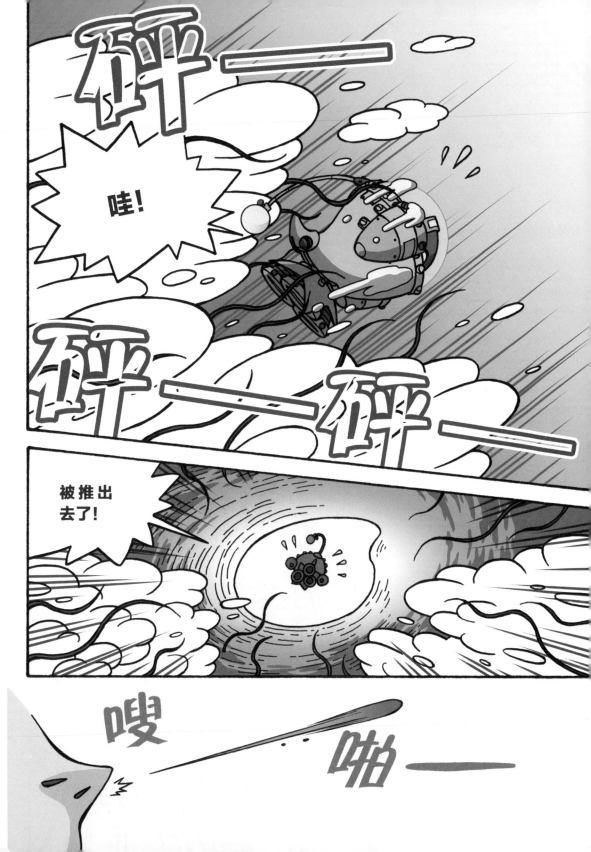

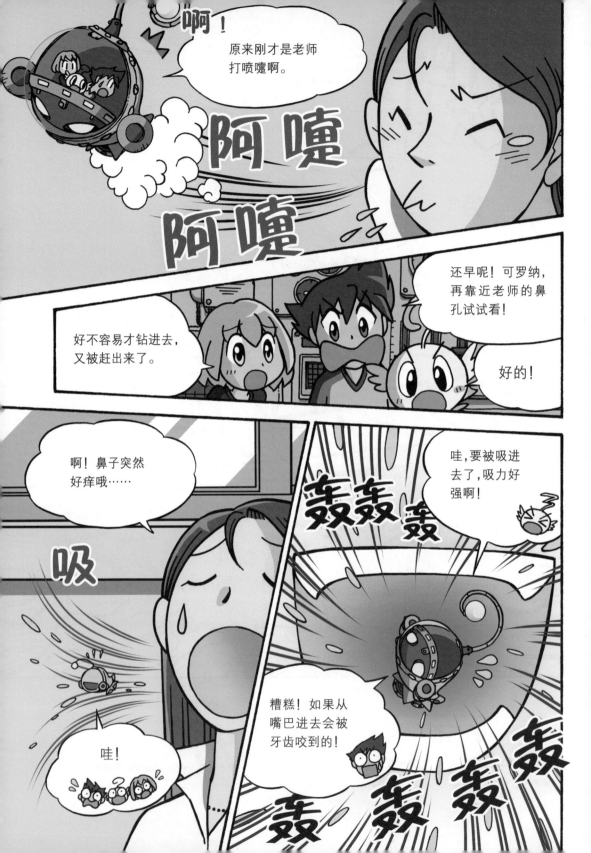

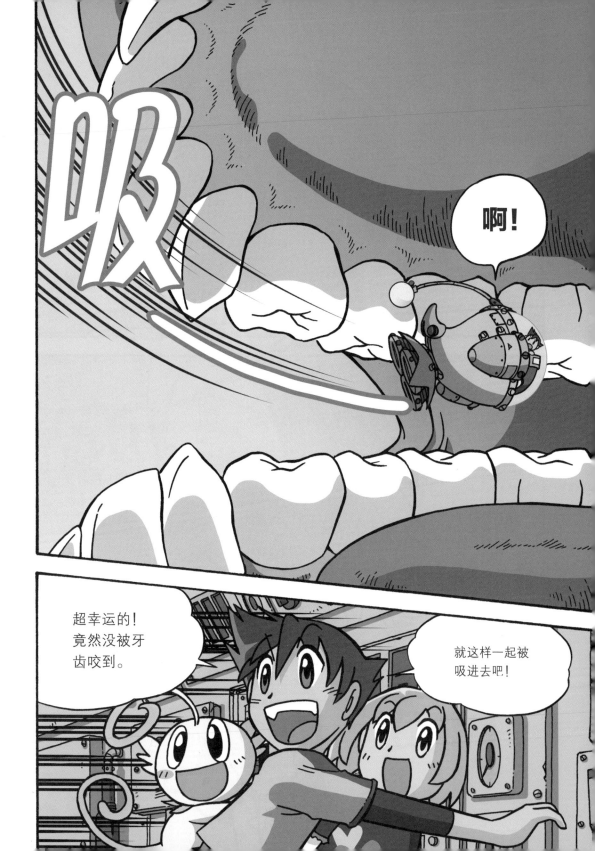

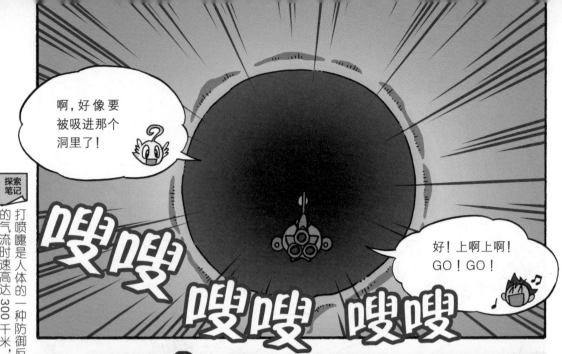

探索
笔记

打喷嚏是人体的一种防御反应，可以排出病毒与垃圾。喷嚏的威力相当强大，从口鼻喷出的气流时速高达300千米，也就是每秒80多米。

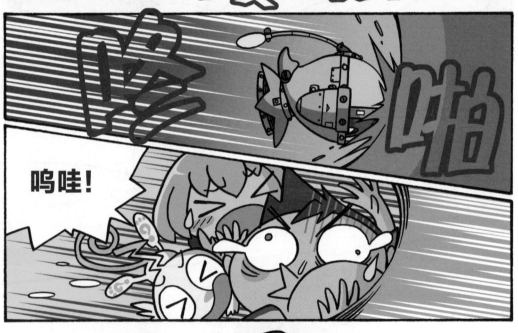

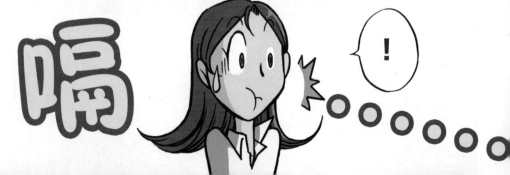

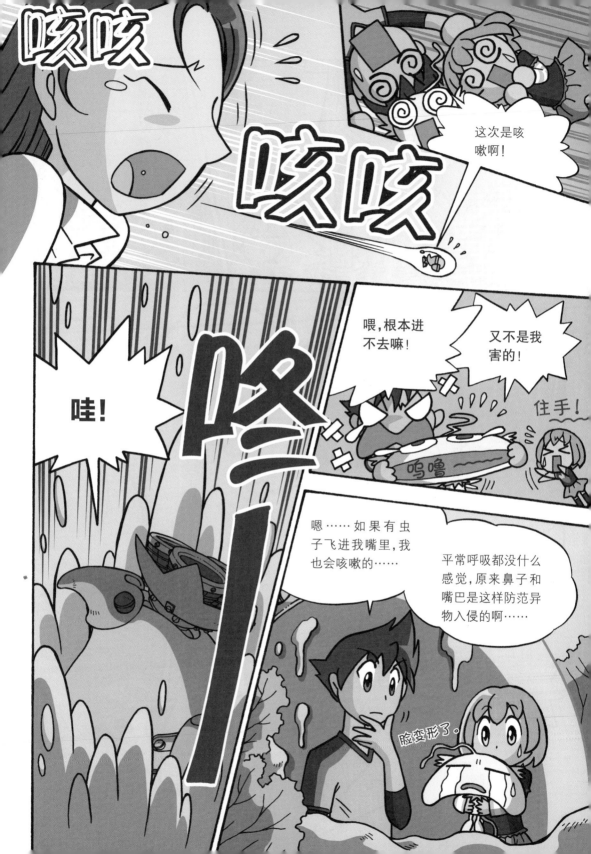

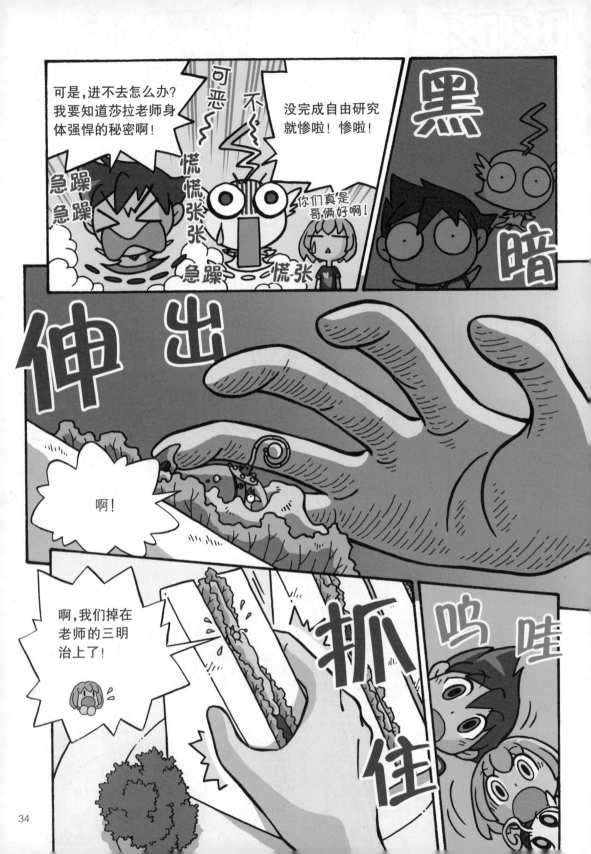

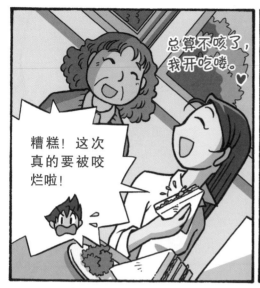

总算不咳了，我开吃喽。

糟糕！这次真的要被咬烂啦！

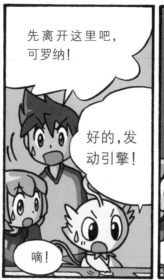

先离开这里吧，可罗纳！

好的，发动引擎！

嘀！

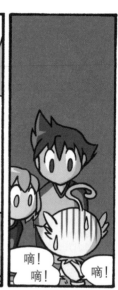

嘀！
嘀！

嘀！

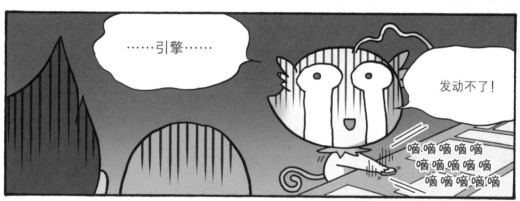

……引擎……

发动不了！

嘀嘀嘀嘀嘀
嘀嘀嘀嘀嘀
嘀嘀嘀嘀嘀

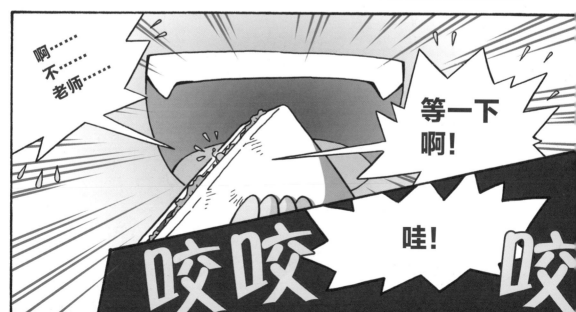

啊……
不……
老师……

等一下啊！

咬咬

哇!

咬

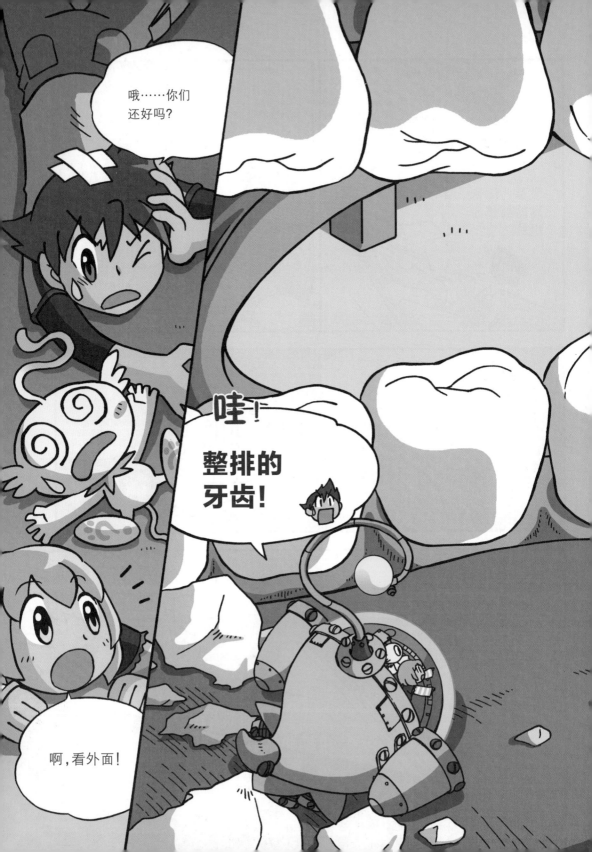

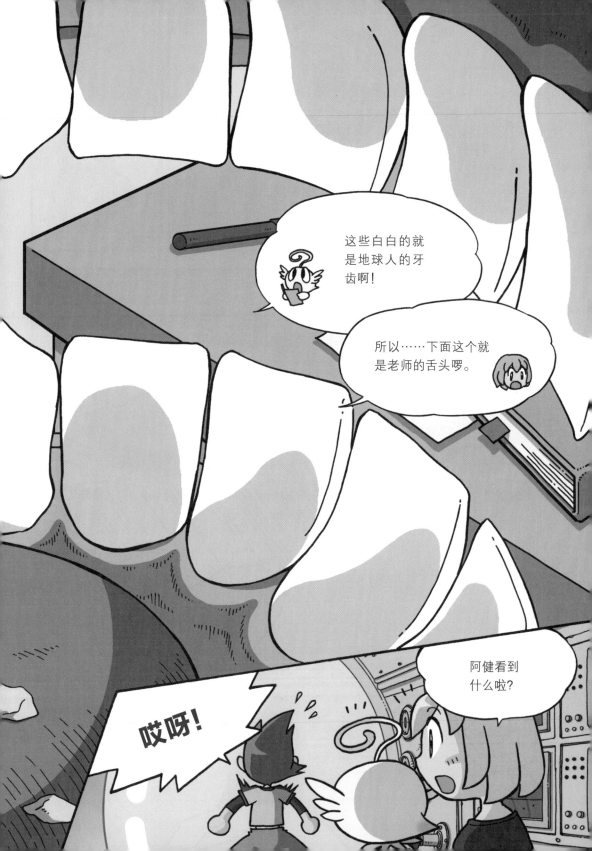

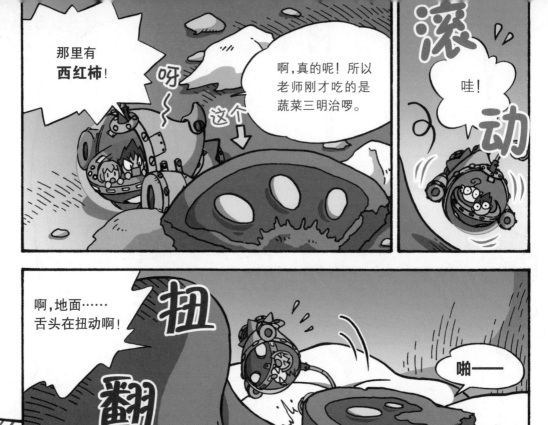

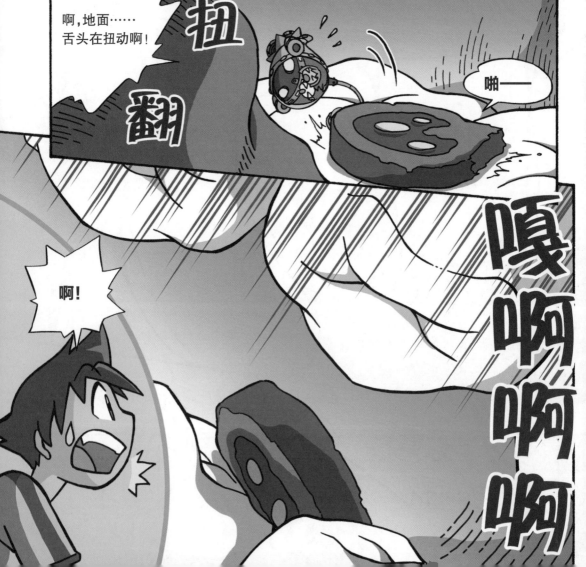

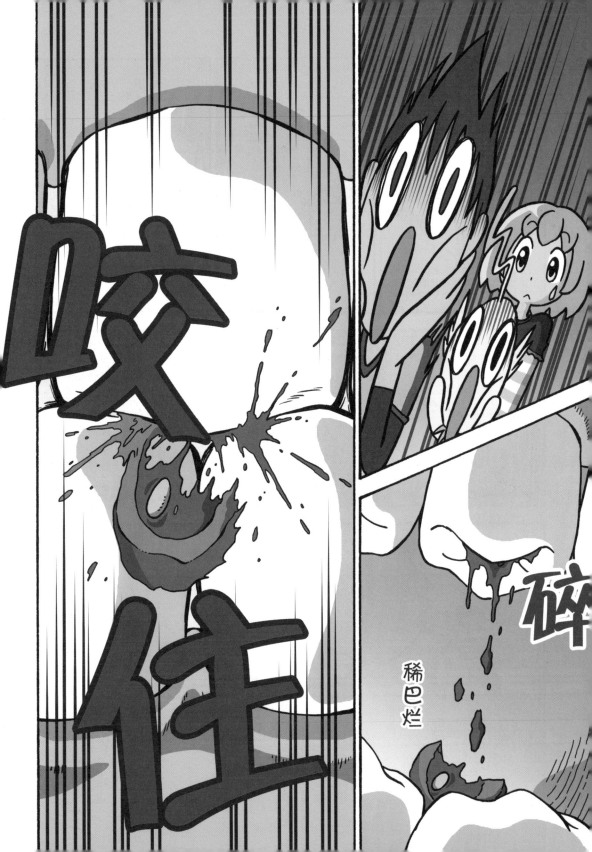

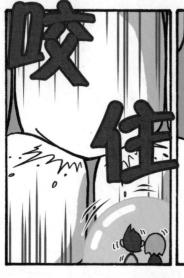
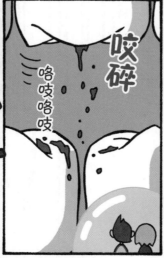
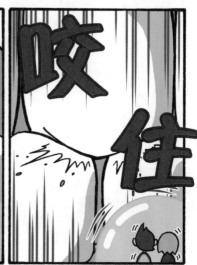

探索笔记
我们往往看到酸梅就会流口水，这是因为以前吃酸梅的时候，脑海中记住了其强烈的酸味，所以看到酸梅就会分泌唾液，以中和酸味。这个过程被称为「条件反射」。

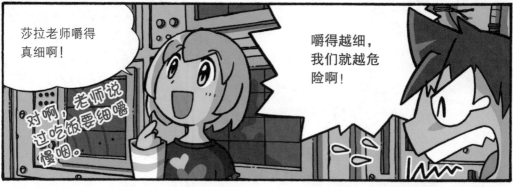

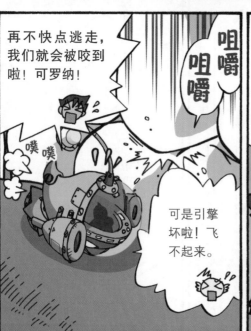

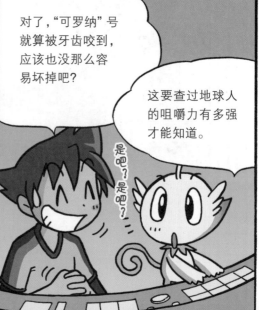

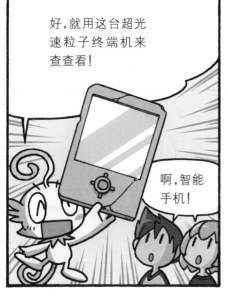

好，就用这台超光速粒子终端机来查查看！

啊，智能手机！

人的牙齿与咀嚼力

■ 成年女性的咀嚼力大约为 390 牛顿，成年男性则为 600 牛顿。

■ 牙齿的硬度相当于矿物中的水晶，是身体里最坚硬的部位。

水晶
（紫水晶）

这不是智能手机！这是可以调查各种情报的通信工具！

根据这份资料来看……

那就是智能手机啊！

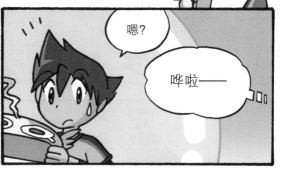

嗯？

哗啦——

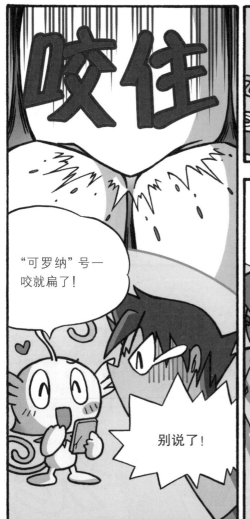

咬住

"可罗纳"号一咬就扁了！

别说了！

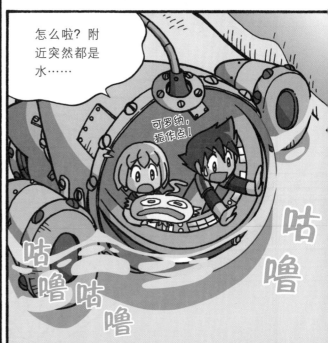

怎么啦？附近突然都是水……

可罗纳，振作点！

咕噜咕噜咕噜

咕噜

探索笔记 用牙齿与舌头粉碎食物的动作称为「咀嚼」，动物中只有哺乳动物（包括人类）能够咀嚼。像鸟类就没有牙齿，鳄鱼、蛇等爬行动物的嘴巴里没有足够的空间，无法容纳食物进行咀嚼。

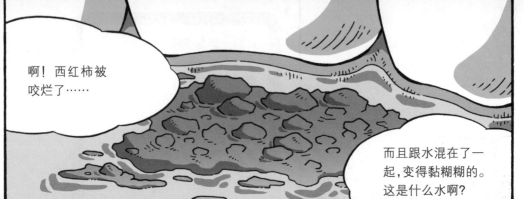

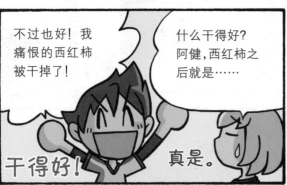

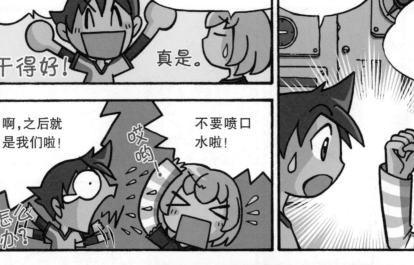

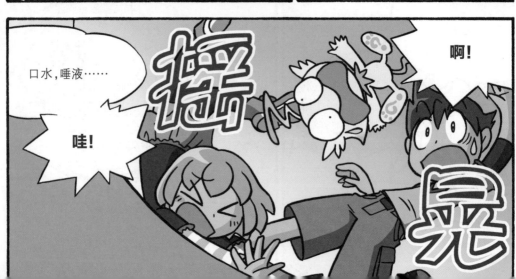

42

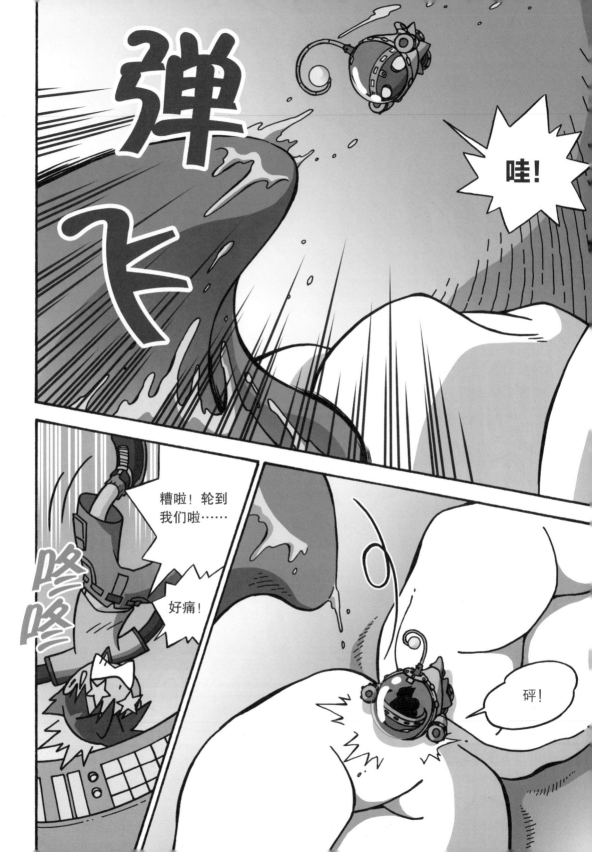

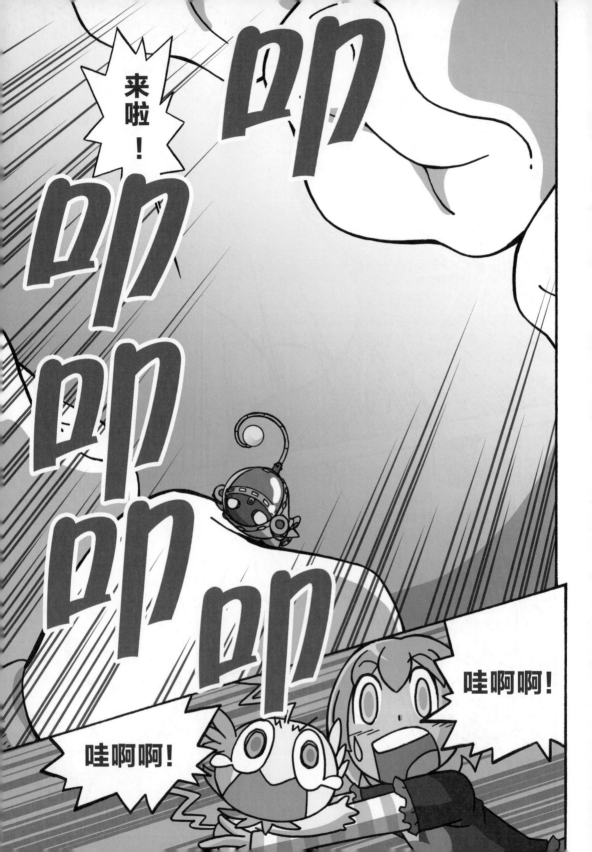

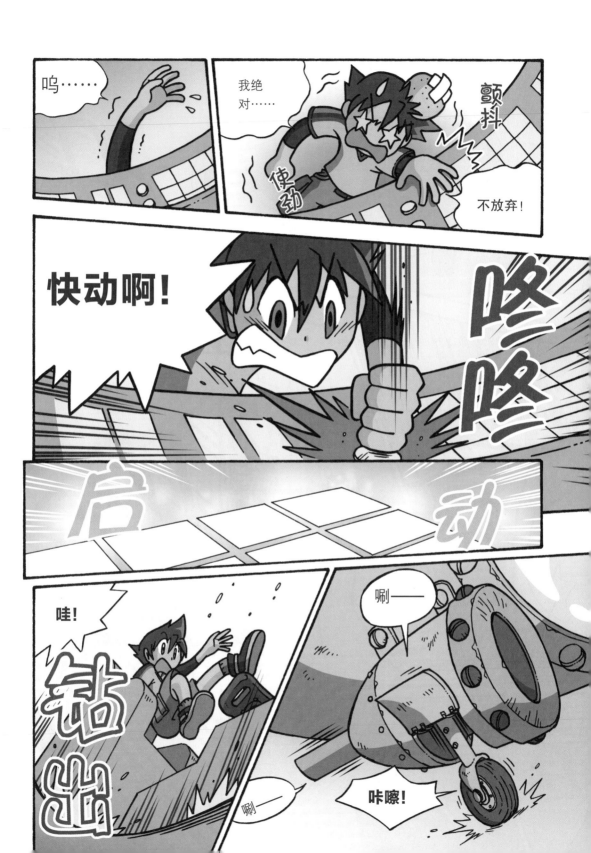

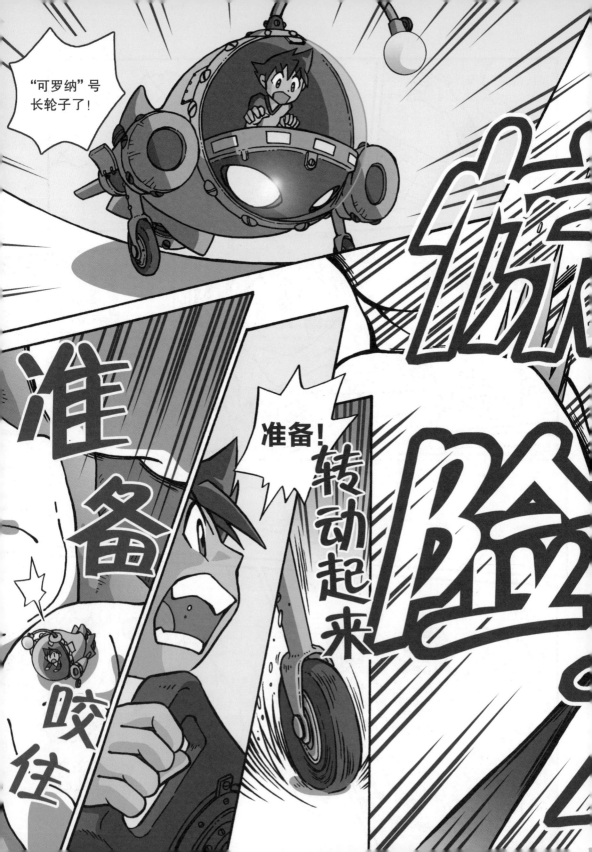

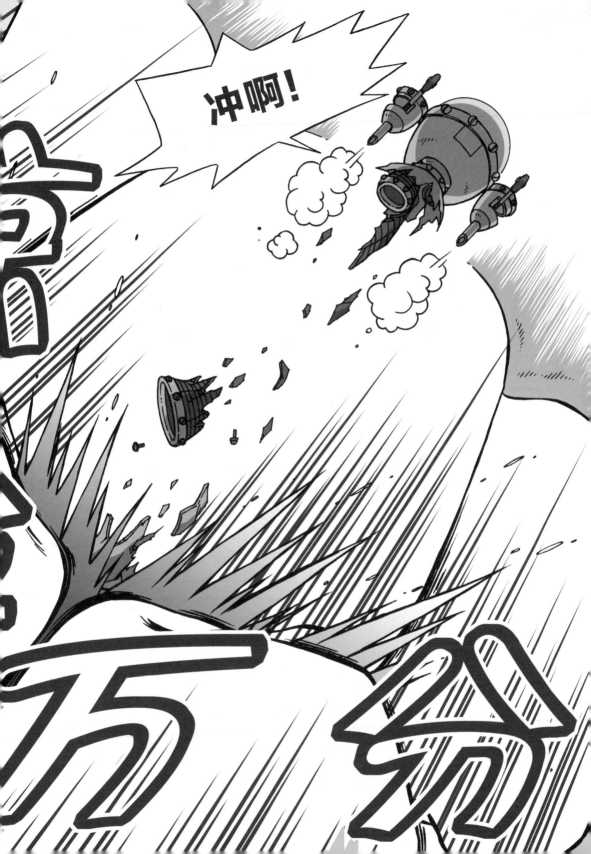

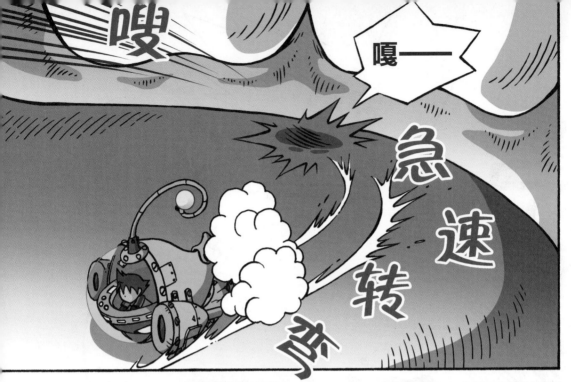

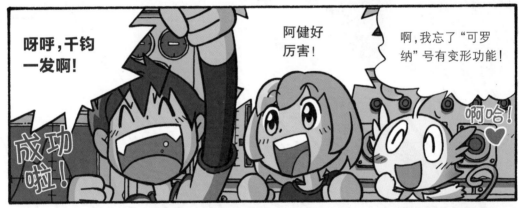

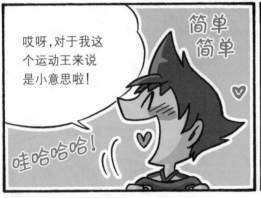

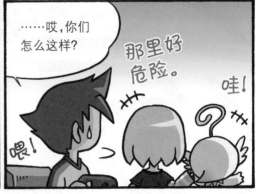

嘴巴里的唾液腺会分泌唾液，一个成年人每天会分泌 1~1.5 升的唾液。

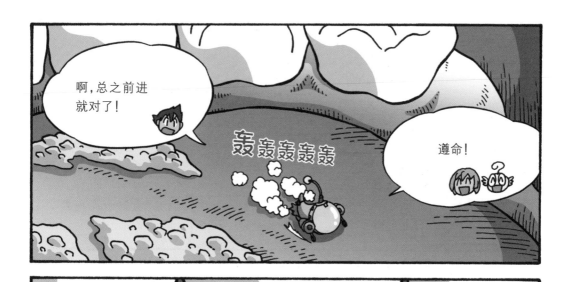

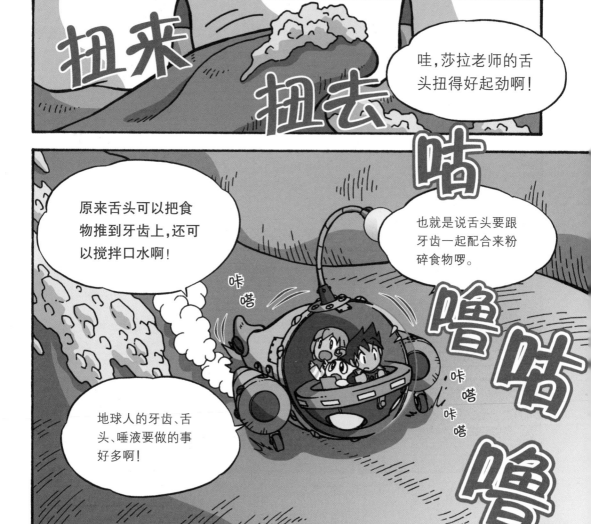

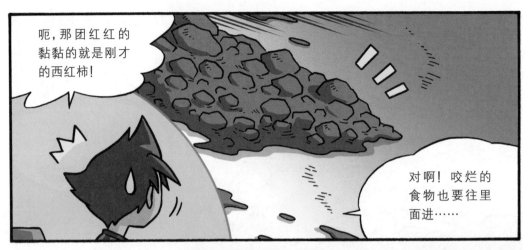

呃，那团红红的黏黏的就是刚才的西红柿！

对啊！咬烂的食物也要往里面进……

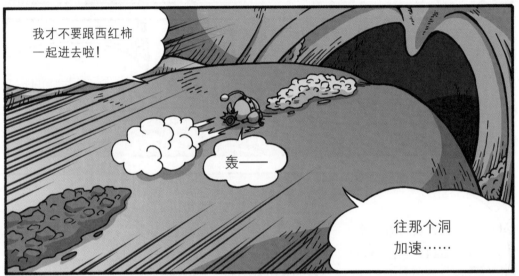

我才不要跟西红柿一起进去啦！

轰——

往那个洞加速……

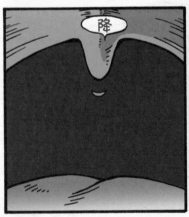

降

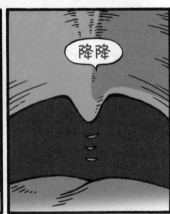

降降

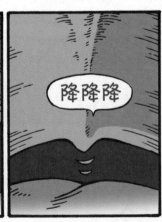

降降降

探索笔记 悬雍垂(小舌)就是喉咙顶端的小肉突，日本人管它叫"喉咙蛋"，吞咽东西时随软腭移动，有闭塞鼻腔通路的作用。

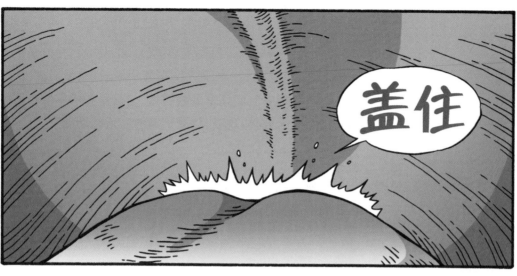

鼻腔就是鼻子里面的空腔，会不停地分泌黏液（黏稠的液体），以粘住垃圾与细菌。我们喝热汤、吃热面时会流鼻涕，这是因为鼻腔遇热会分泌更多的黏液。

探索笔记

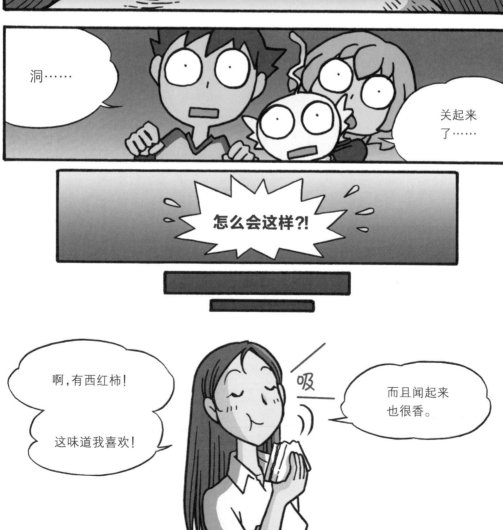

呼吸是用鼻子,还是用嘴巴

早上起床,打个大哈欠,跟家人说声"早安",闻闻早餐的香气,尝尝早餐的美味!嘴巴和鼻子一大早就要忙着开工,全天无休。现在,让我们看看它们的功能吧。

嘴巴的构造与功能

嘴巴有呼吸、咬碎食物、消化食物,还有发出声音等功能。

魏氏环

在喉头有一圈(虚线部分)类似淋巴结的组织,被称为扁桃体,里面挤满了淋巴细胞,可以抵抗病菌与病毒。

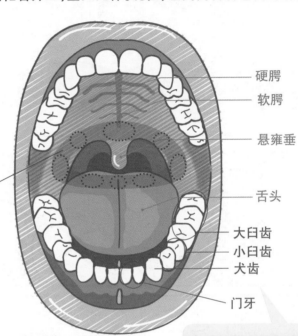

硬腭
软腭
悬雍垂
舌头
大臼齿
小臼齿
犬齿
门牙

嘴巴与鼻子一起创造声音

嘴巴可以呼吸空气,也可以咬碎食物,让身体更容易吸收食物的营养。嘴巴还有一个重要的功能是发声,而鼻子对发声也有很重要的影响。

声音是靠喉咙深处的声带振动发出的,再由舌头、口腔、嘴唇、下巴的动作来调整音调,形成复杂的语言。至于每个人说话的音调不同,是因为鼻窦的关系,鼻窦是鼻腔周围的空腔。

牙齿的特征

人在婴儿时期会长出上下共20颗牙齿,被称为乳牙。6岁左右乳牙会脱落,开始长恒牙。恒牙正常来说上下各16颗,共32颗。

牙齿排列呈上下左右对称,从上图来看,最前面两颗像凿子的是门牙,接下来一颗是犬齿。这三颗牙齿可以撕裂、切割肉类等食物。接下来两颗是小臼齿,最后三颗是大臼齿,臼齿的用途是磨碎食物。最后一颗大臼齿俗称"智齿",有些人不会长智齿。

鼻子的构造与功能

剖面图

鼻子是呼吸空气的通气口,另外还有嗅觉功能。嗅觉神经捕捉到气味信号,传送给大脑,我们就能分辨出味道。

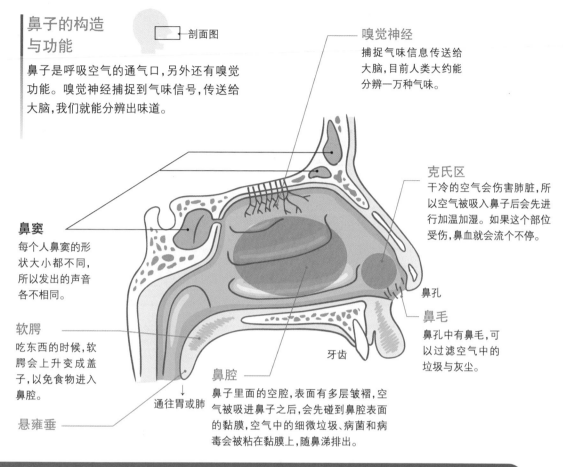

嗅觉神经
捕捉气味信息传送给大脑,目前人类大约能分辨一万种气味。

克氏区
干冷的空气会伤害肺脏,所以空气被吸入鼻子后会先进行加温加湿。如果这个部位受伤,鼻血就会流个不停。

鼻窦
每个人鼻窦的形状大小都不同,所以发出的声音各不相同。

鼻孔

鼻毛
鼻孔中有鼻毛,可以过滤空气中的垃圾与灰尘。

软腭
吃东西的时候,软腭会上升变成盖子,以免食物进入鼻腔。

牙齿

鼻腔
鼻子里面的空腔,表面有多层皱褶,空气被吸进鼻子之后,会先碰到鼻腔表面的黏膜,空气中的细微垃圾、病菌和病毒会被粘在黏膜上,随鼻涕排出。

通往胃或肺

悬雍垂

鼻子是具备高性能过滤器的空调设备

鼻子和嘴巴最大的功能,就是呼吸生命不可缺少的空气。鼻子和嘴巴同样有呼吸的功能,那么两者有什么不同呢?

鼻子里有鼻毛,鼻毛可以屏蔽垃圾与尘埃,而且可以将吸入的空气变得比较湿热,适合呼吸。

嘴巴则可以吸入大量的空气,当我们进行踢足球、游泳等剧烈运动时,会消耗大量空气(氧气),这时就需要用嘴来呼吸。

但是,嘴巴里没有毛可以过滤垃圾,也无法调节空气的温湿度。如果只用嘴巴呼吸,口腔里的黏膜会因为抵挡病菌与病毒的入侵而变得干燥,容易罹患感冒之类的传染病。所以平时最好都用鼻子呼吸。

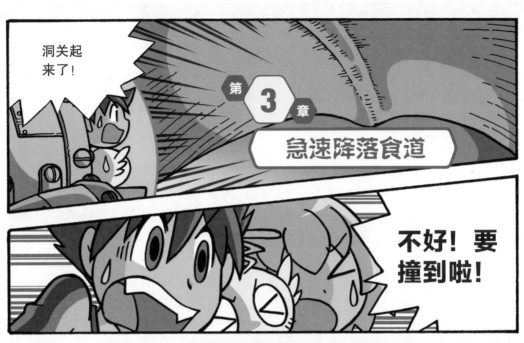

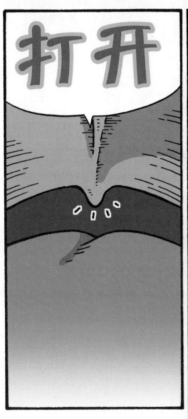

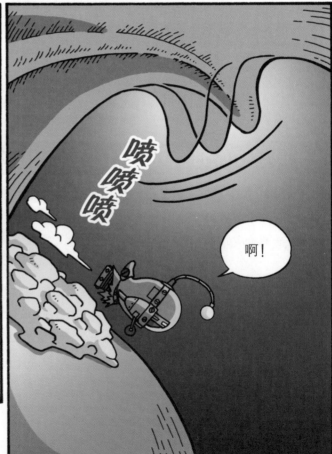

探索笔记

『耳鼻喉科』之中的『喉』指的是咽喉。当我们张大嘴巴时，所看到的最深的位置被称为『咽』，而喉结那一带被称为『喉』。

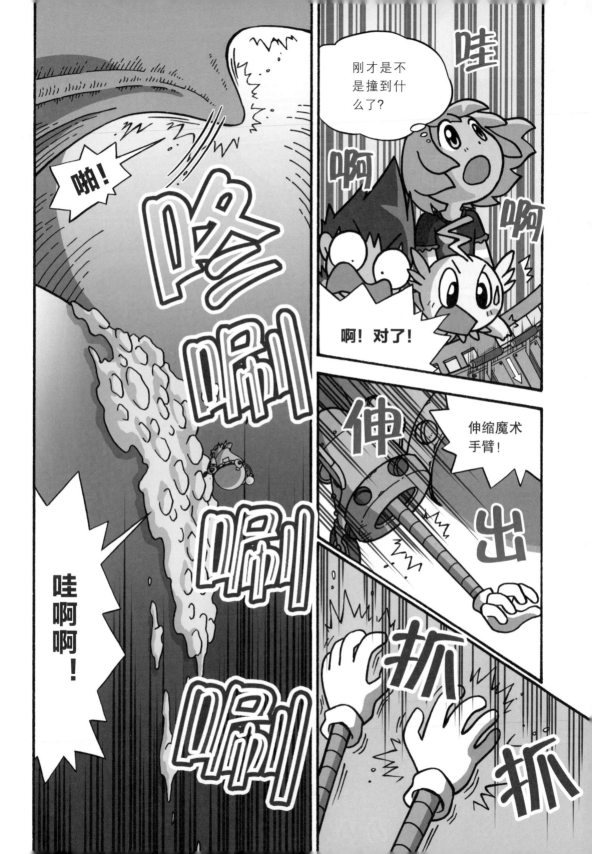

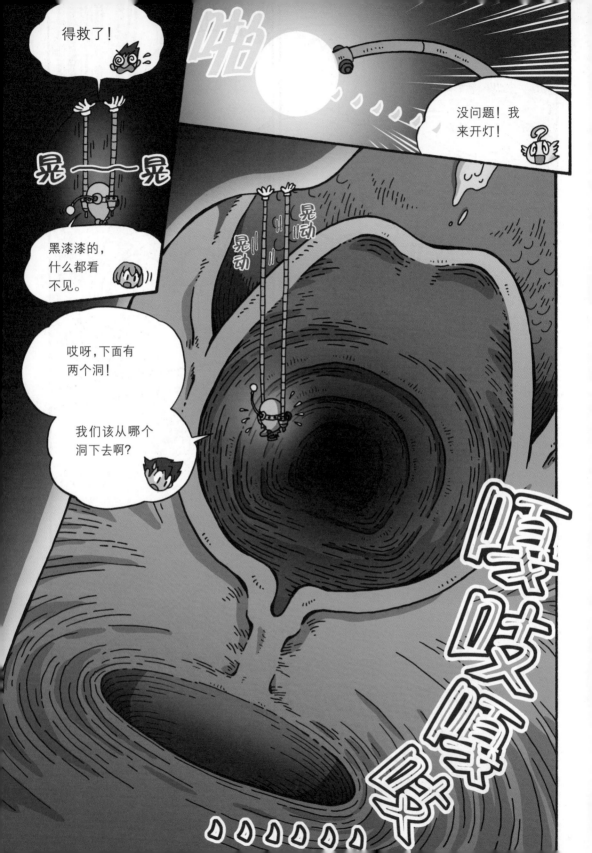

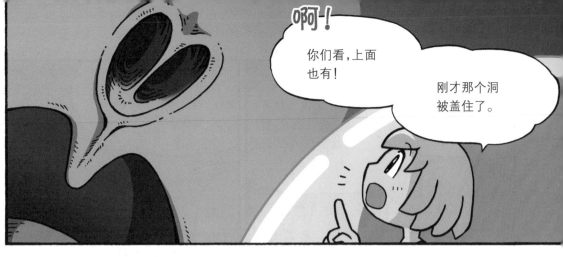

啊！

你们看，上面也有！

刚才那个洞被盖住了。

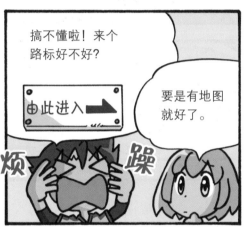

搞不懂啦！来个路标好不好？

由此进入 ➡

要是有地图就好了。

烦躁

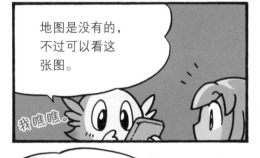

地图是没有的，不过可以看这张图。

我瞧瞧。

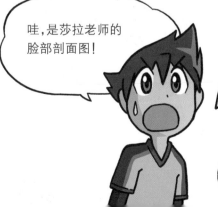

哇，是莎拉老师的脸部剖面图！

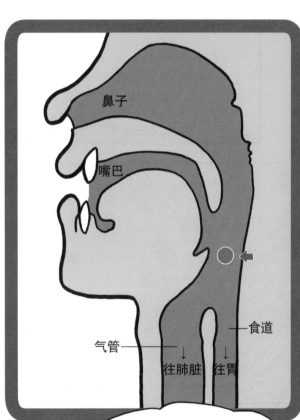

鼻子

嘴巴

气管

食道

往肺脏 往胃

原来是这样！从这张图来看，上面的洞通往鼻子，下面的两个洞一大一小，大的是气管入口，小的是食道入口。

57

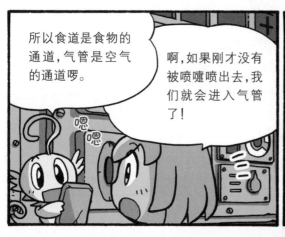

所以食道是食物的通道,气管是空气的通道啰。

啊,如果刚才没有被喷嚏喷出去,我们就会进入气管了!

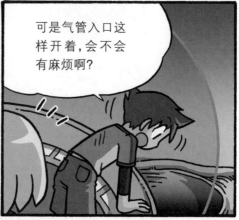

可是气管入口这样开着,会不会有麻烦啊?

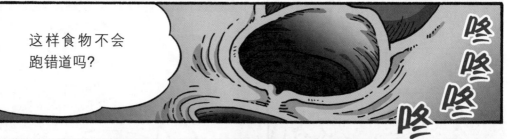

这样食物不会跑错道吗?

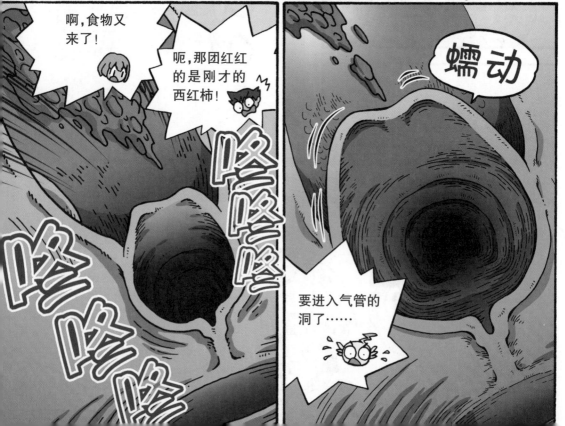

啊,食物又来了!

呃,那团红红的是刚才的西红柿!

蠕动

要进入气管的洞了……

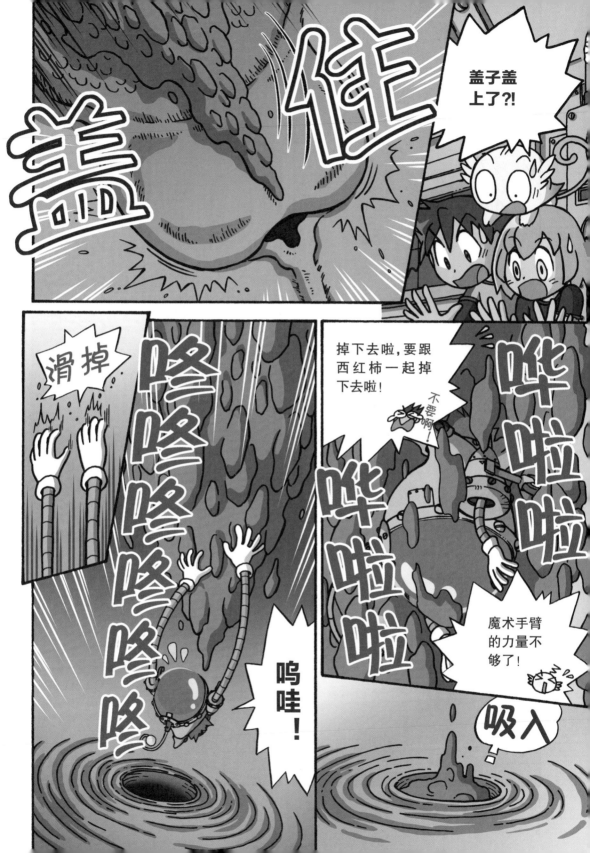

食道内侧会分泌浓稠的黏液，促使我们吞下去的食物能顺利抵达胃部。食道内侧表面有多层类似皮肤的细胞，所以不容易被食物磨伤。

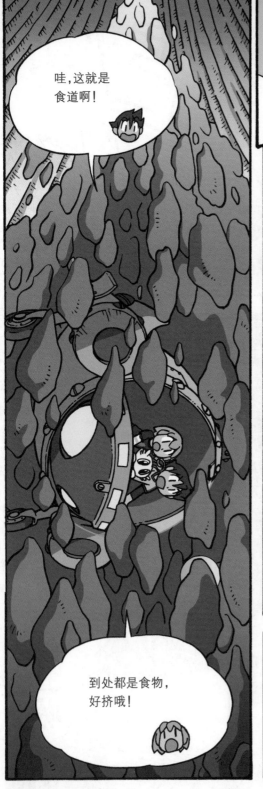

哇，这就是食道啊！

到处都是食物，好挤哦！

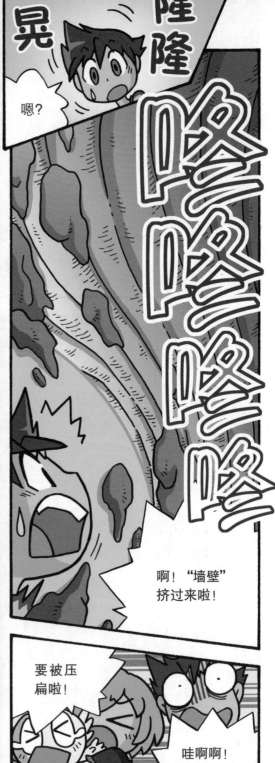

晃

隆隆隆隆隆隆

嗯？

啊！"墙壁"挤过来啦！

要被压扁啦！

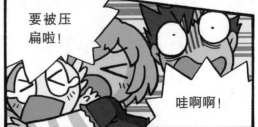

哇啊啊！

探索笔记

当食物跑错地方进入气管，就是人们所说的"呛到"。人一呛到就会咳嗽，把跑进气管的食物逼出来。

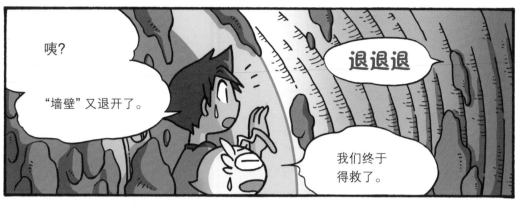

从食道经过胃、小肠、大肠直到肛门，这一整条通道被称为『消化道』，如果把它拉成一条直线，长度可达7~10米。

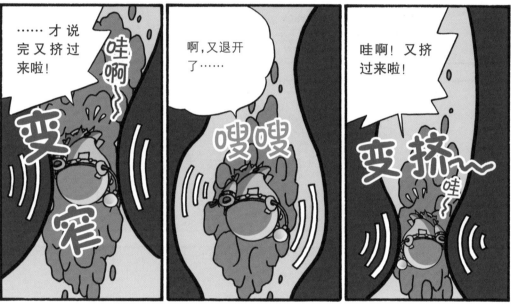

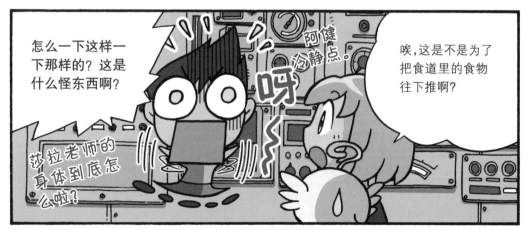

探索
笔记
人如果狼吞虎咽会觉得胸口痛，这是因为食道中有三个会变窄的部位，食物卡在这些地方，人自然会感觉到疼痛。

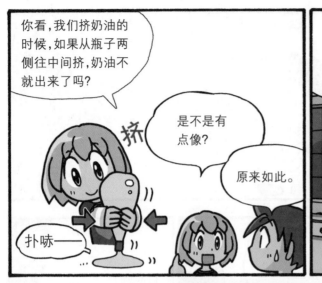

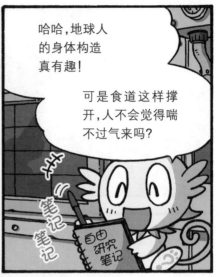

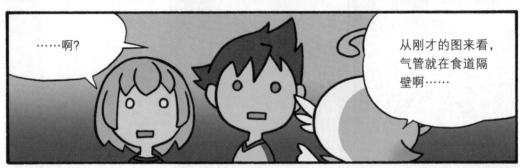

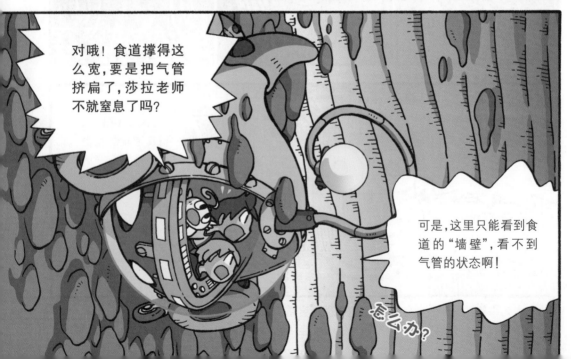

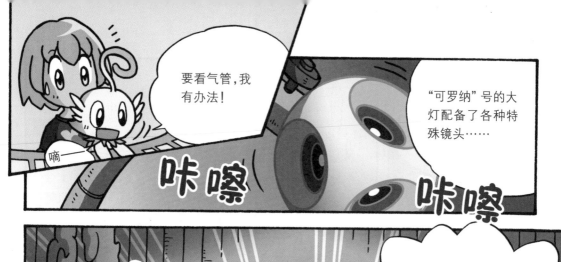

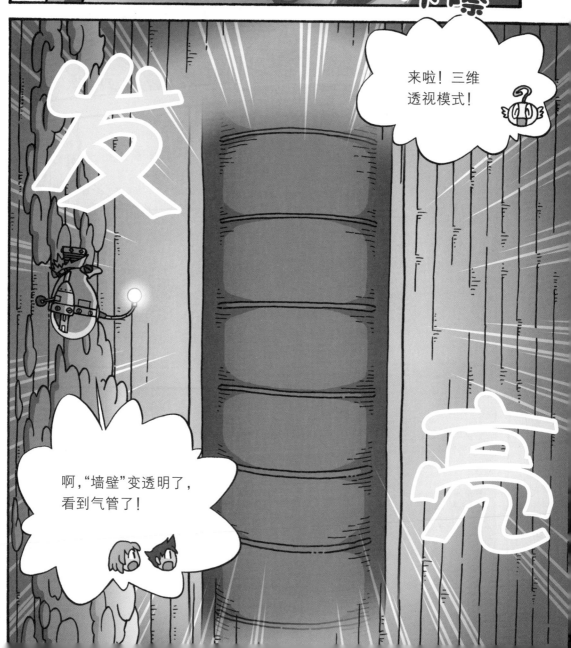

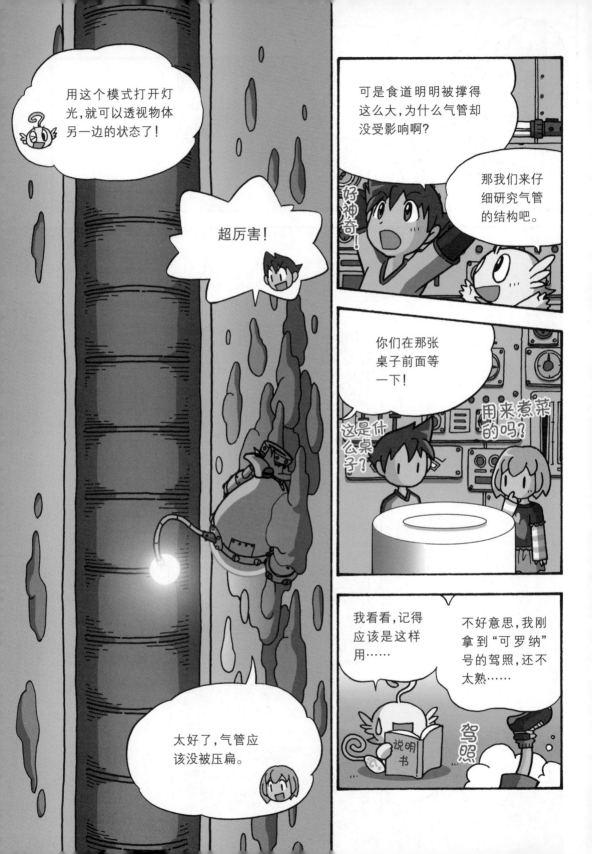

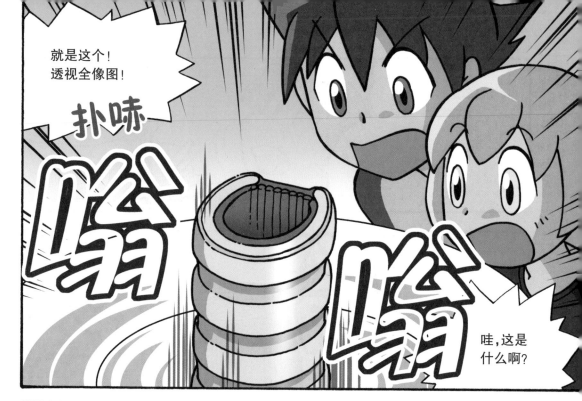

就是这个！
透视全像图！

扑哧

嗡

嗡

哇,这是
什么啊?

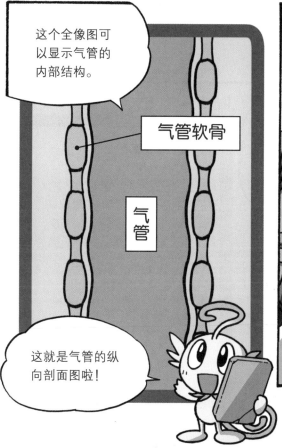

这个全像图可
以显示气管的
内部结构。

气管软骨

气管

这就是气管的纵
向剖面图啦!

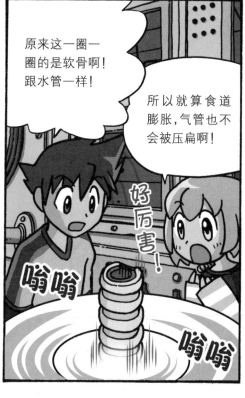

原来这一圈一
圈的是软骨啊!
跟水管一样!

所以就算食道
膨胀,气管也不
会被压扁啊!

好厉害!

嗡嗡

嗡嗡

食道把食物推往胃部的动作被称为「蠕动」。蠕动的推力非常强，就算我们躺着吃东西也可以把食物推进胃里，即使在无重力的太空中也能吃东西。

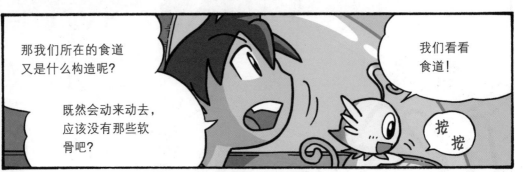

那我们所在的食道又是什么构造呢？

既然会动来动去，应该没有那些软骨吧？

我们看看食道！

按
按

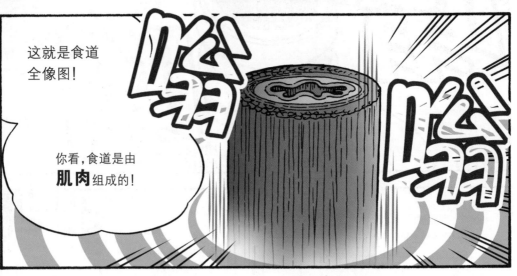

这就是食道全像图！

你看，食道是由**肌肉**组成的！

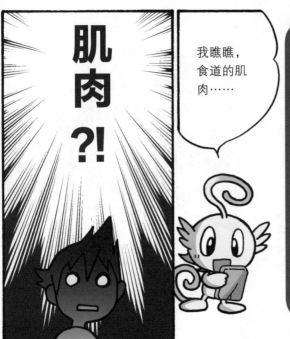

肌肉?!

我瞧瞧，食道的肌肉……

食道肌肉与蠕动

■食道是由肌肉组成的，直径约2厘米，长度约25厘米。没有食物通过的时候，食道会呈现扁平状态，入口也会被盖住。

■当食物进入食道时，食道下端会松开，上端会缩紧，把食物往胃里推。

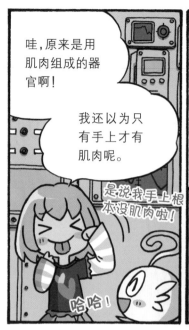

哇,原来是用肌肉组成的器官啊!

我还以为只有手上才有肌肉呢。

是说我手上根本没肌肉啦!

哈哈!

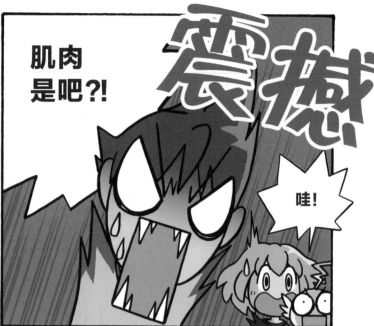

肌肉是吧?!

哇!

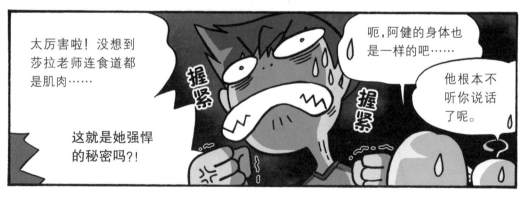

太厉害啦!没想到莎拉老师连食道都是肌肉……

这就是她强悍的秘密吗?!

握紧

握紧

呃,阿健的身体也是一样的吧……

他根本不听你说话了呢。

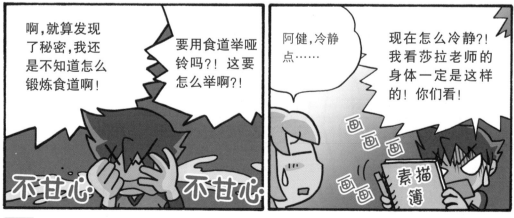

啊,就算发现了秘密,我还是不知道怎么锻炼食道啊!

要用食道举哑铃吗?!这要怎么举啊?!

不甘心。

不甘心。

阿健,冷静点……

现在怎么冷静?!我看莎拉老师的身体一定是这样的!你们看!

画画

画画

画画

素描簿

探索笔记 食物进入食道之后需要经过一段时间才会被送达胃部,液体食物大约需要 6 秒,固体食物大约需要 30 秒。

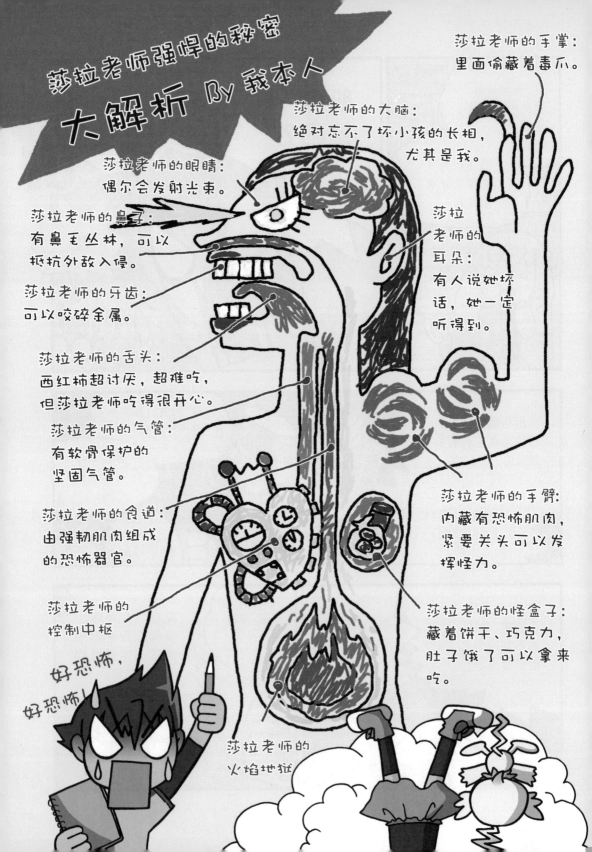

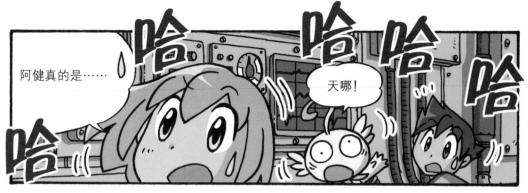

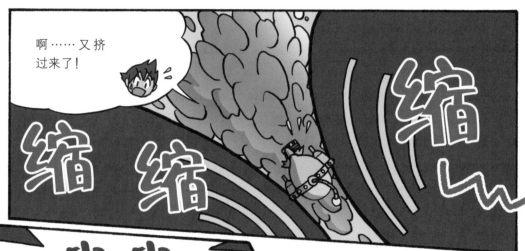

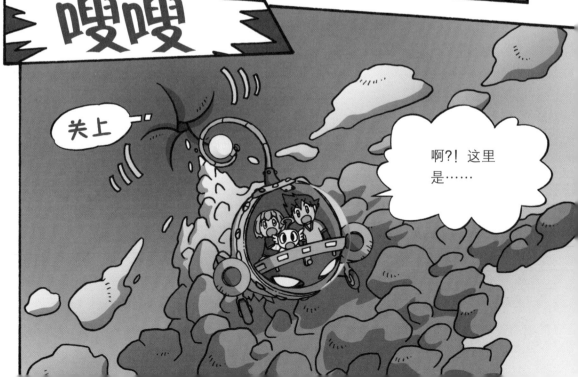

嘴巴、舌头都很忙

当我们吃下最爱的零食后,嘴巴里会有一连串超乎想象的复杂动作,巧妙地运送食物。

吞咽食物

① 食物在咀嚼过程中一步步被推向喉咙。

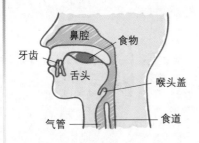

② 当食物被送到喉咙,软腭就会上升,盖住鼻子与口腔之间的通道。

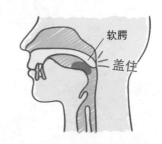

③ 当食物掉进喉咙里,喉头盖就会盖住气管的入口(通往肺脏的洞口)。

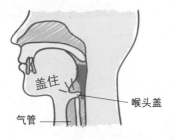

④当食物进入食道,软腭就会下降,喉头盖会打开,让人可以呼吸。

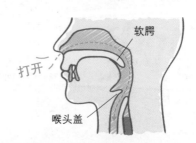

摄取能量的嘴巴其实是精巧的搅拌器

牙齿可以将食物咬碎,方便吞咽。如果我们仔细咀嚼,就会发现舌头也会帮助牙齿翻搅食物,反复咀嚼的同时搅拌着唾液。嘴巴里分泌的唾液与食物搅拌在一起,可以保持舌头表面顺滑,更容易尝出食物的味道。唾液里含有消化酶,可以将淀粉转化为分子更小的麦芽糖。

接着,食物会被舌头一步步推往嘴巴后方的喉咙,这时候软腭和喉头盖(又称"会厌软骨")会联手盖住食道之外的洞口,避免食物跑错地方进入鼻子或肺脏。

舌头如何感知味道?

舌头感知味道的部位,就是舌头表面的乳头。乳头上有味蕾细胞,人的舌头总共有 7000~10000 个味蕾细胞,可以分辨酸、甜、苦、咸、鲜等五种基本味道。

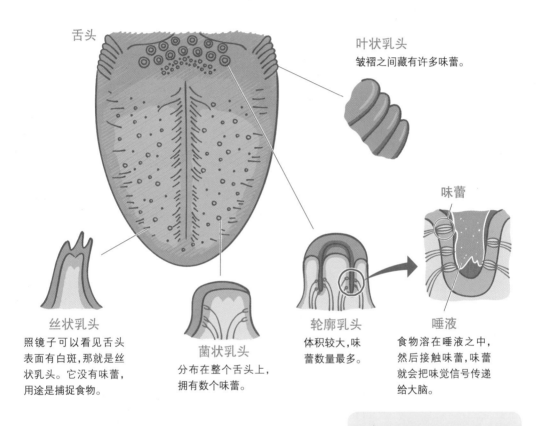

舌头

叶状乳头
皱褶之间藏有许多味蕾。

味蕾

丝状乳头
照镜子可以看见舌头表面有白斑,那就是丝状乳头。它没有味蕾,用途是捕捉食物。

菌状乳头
分布在整个舌头上,拥有数个味蕾。

轮廓乳头
体积较大,味蕾数量最多。

唾液
食物溶在唾液之中,然后接触味蕾,味蕾就会把味觉信号传递给大脑。

舌头上粗粗的丝状乳头有什么功能?

舌头上有许多乳头,其中丝状乳头不具有感受味道的味蕾。丝状乳头的前端像锉刀一样粗糙,有精密的触觉传感器与温度传感器,所以我们能够分辨又热又软的马铃薯泥以及又冰又滑的冰激凌。丝状乳头的粗糙前端还具有清洁口腔的功能。

唾液功能多多

唾液除了起到搅拌作用之外,还有下面这些功能。
· 促进吞咽。
· 促进养分吸收。
· 杀死细菌。
· 保护口腔内的柔软皮肤。
· 帮助发声。

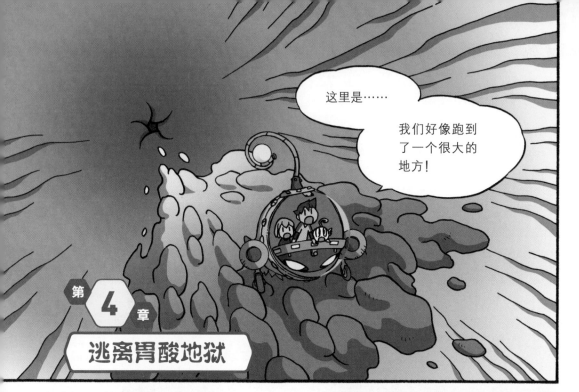

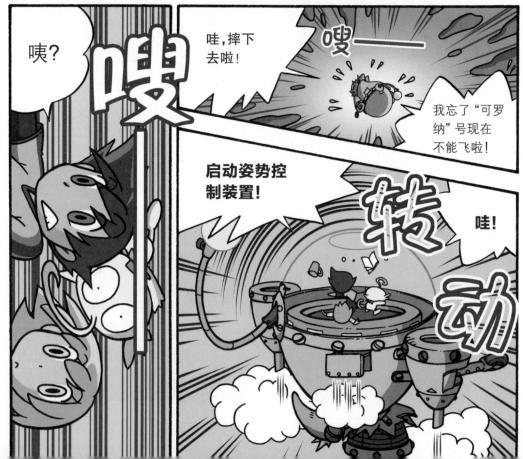

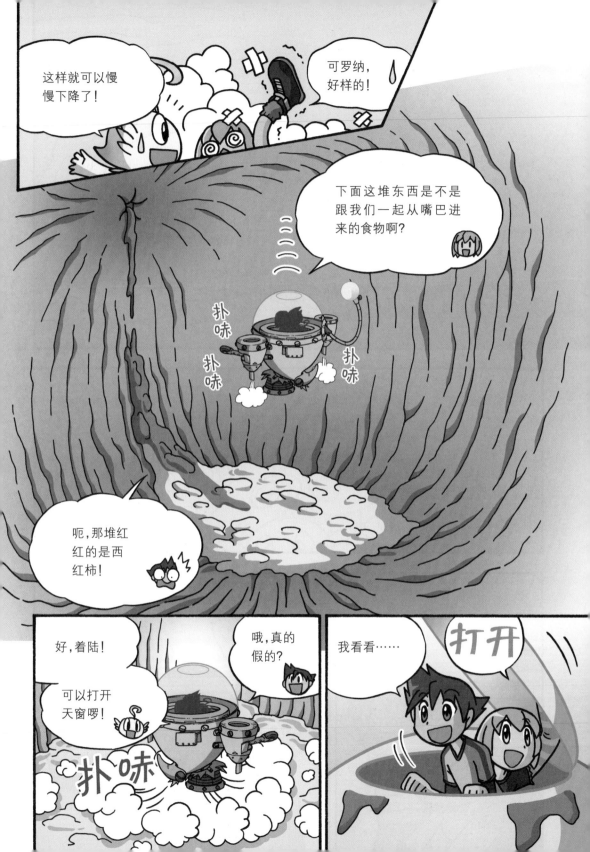

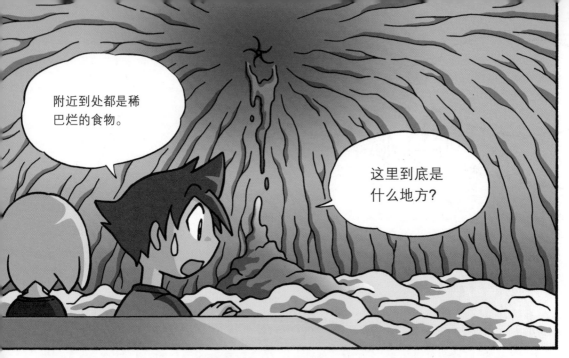

附近到处都是稀巴烂的食物。

这里到底是什么地方?

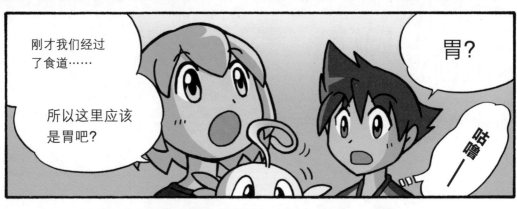

刚才我们经过了食道……

所以这里应该是胃吧?

胃?

咕噜——

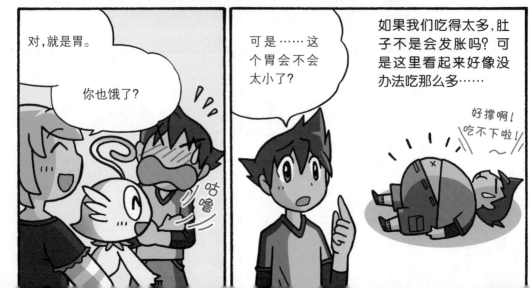

对,就是胃。

你也饿了?

可是……这个胃会不会太小了?

如果我们吃得太多,肚子不是会发胀吗?可是这里看起来好像没办法吃那么多……

好撑啊!

吃不下啦!

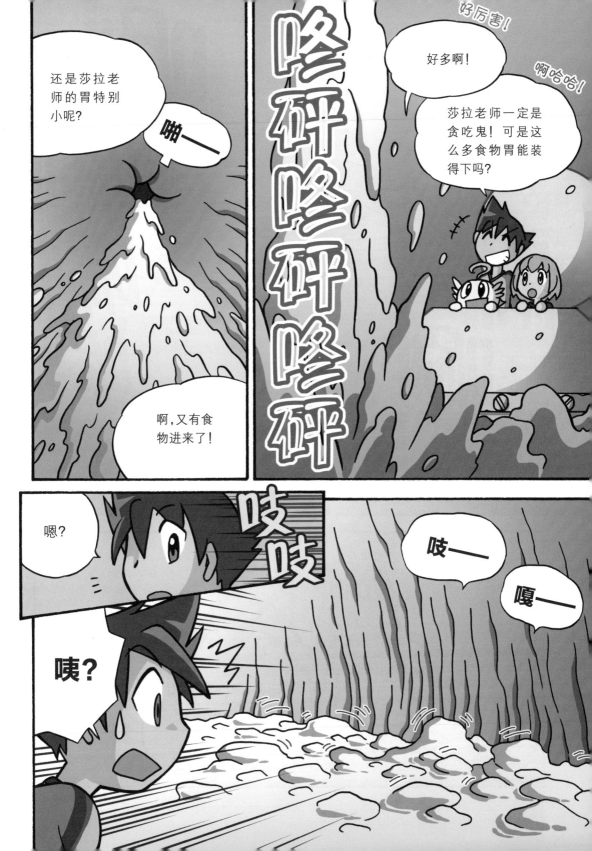

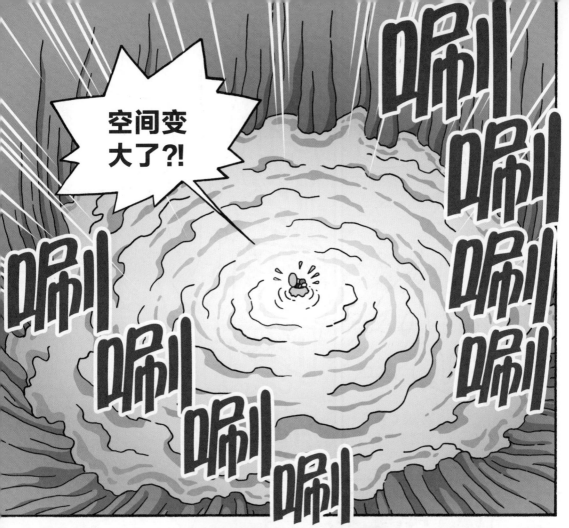

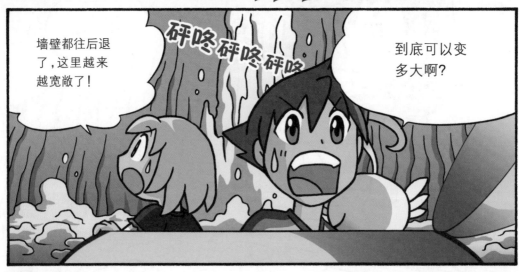

  空腹时，胃的容量只有 100 毫升，进餐后可以达到 2 升，也就是说，胃可以膨胀到 20 倍大。有些人的胃膨胀后甚至可以达到 4 升。

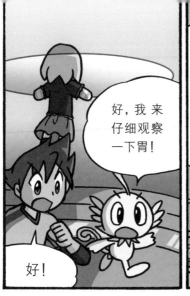

好，我来仔细观察一下胃！

好！

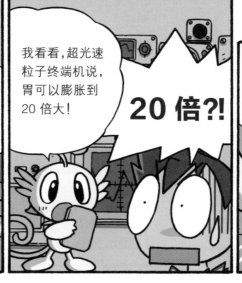

我看看，超光速粒子终端机说，胃可以膨胀到20倍大！

20倍?!

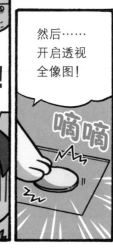

然后……开启透视全像图！

嘀嘀

如果食物腐坏或者有毒，进到胃部之后，胃会用力把食物推回食道，出口会关闭，腹肌与横膈膜会用力收缩，让食物逆流。，这种防御反应被称为「呕吐」。呕吐时，胃的入口会松开。

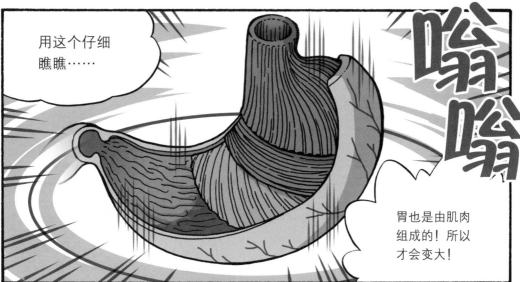

用这个仔细瞧瞧……

嗡嗡

胃也是由肌肉组成的！所以才会变大！

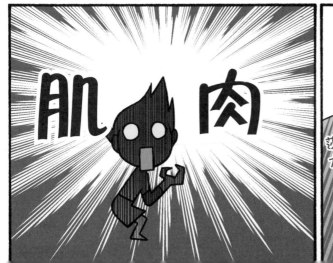

肌 肉

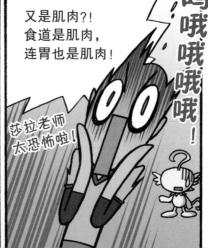

又是肌肉?! 食道是肌肉，连胃也是肌肉！

呜哦哦哦哦！

莎拉老师太恐怖啦！

77

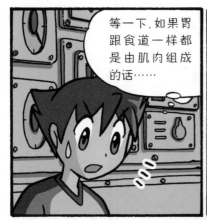

等一下,如果胃跟食道一样都是由肌肉组成的话……

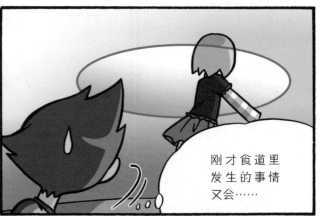

刚才食道里发生的事情又会……

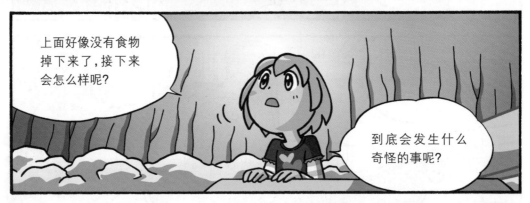

上面好像没有食物掉下来了,接下来会怎么样呢?

到底会发生什么奇怪的事呢?

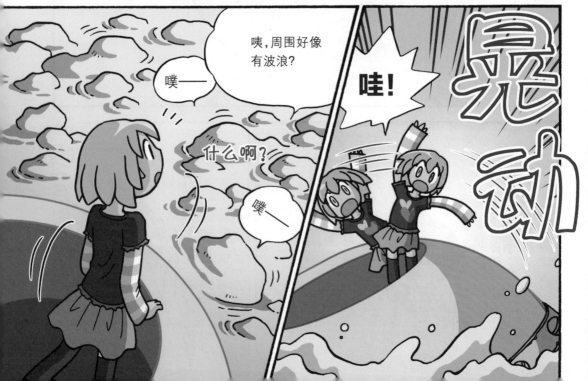

咦,周围好像有波浪?

噗——

什么啊?

噗——

哇!

晃动

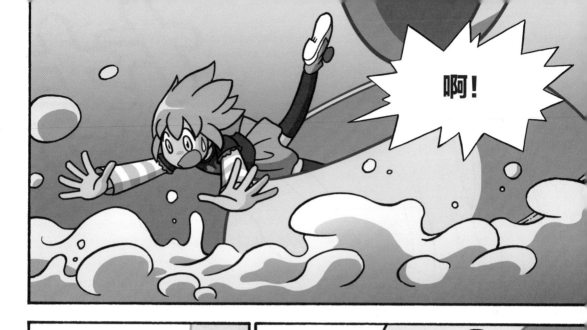

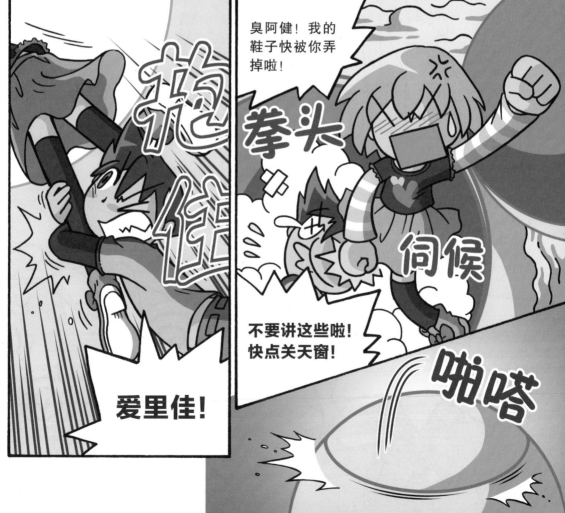

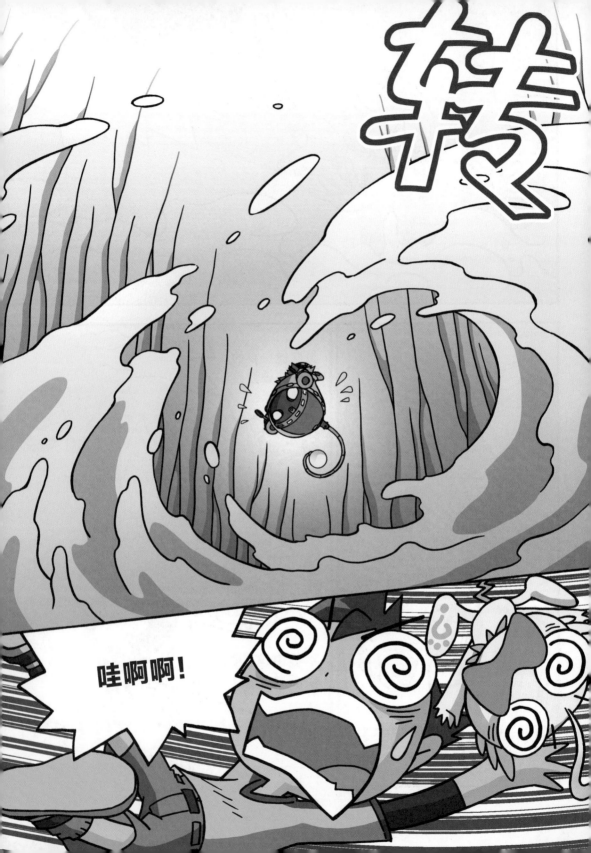

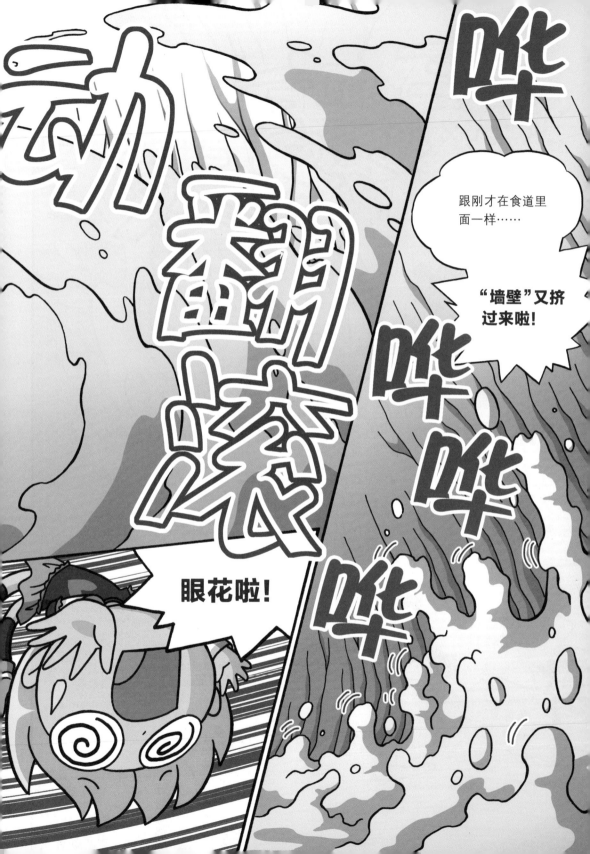

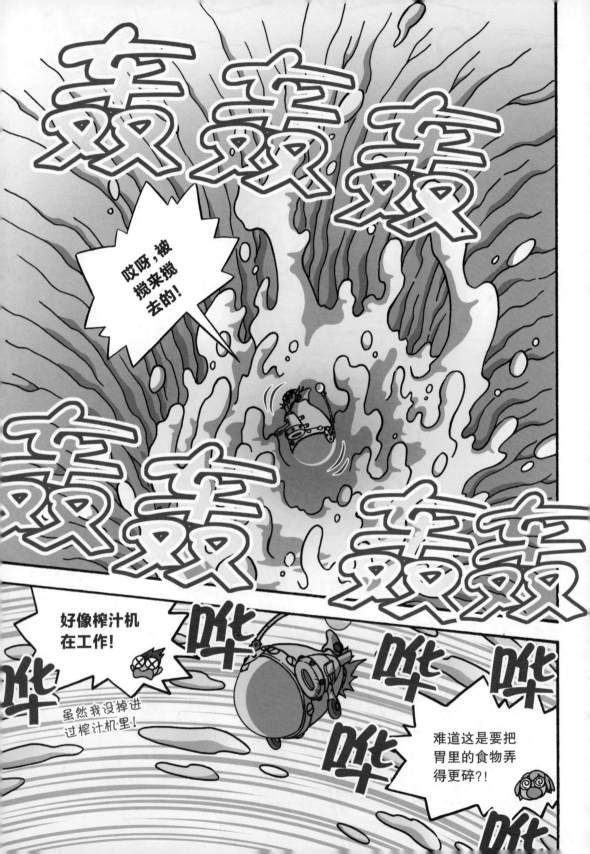

啊,好像真的是这样!

胃的功能

■胃在靠近食道与靠近肠道的两个位置都有鼓起的地方。

■靠近食道的鼓起体积较大,肌肉力量特别强,可以任意纵横收缩,挤压食物并搅拌胃酸。

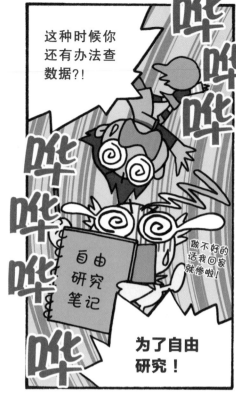

探索笔记

当食物从食道进入胃,就会刺激胃壁分泌胃液,并且开始蠕动。首先胃的中央会收缩,收缩成波浪状往出口扩散,到了出口再反向回到中央。食物在蠕动过程中会与胃酸混合,变得黏稠。

这种时候你还有办法查数据?!

自由研究笔记

做不好的话我回家就惨啦!

为了自由研究!

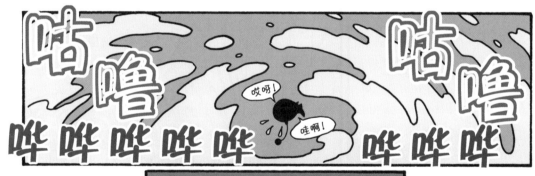

哎呀!

哇啊!

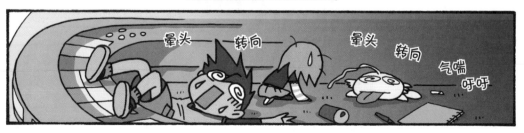

晕头 转向 晕头 转向 气喘 呼呼

探索笔记

当我们看见好吃的食物,闻到很香的气味时,胃就会根据印象开始分泌胃液,为即将到来的食物做好消化准备。

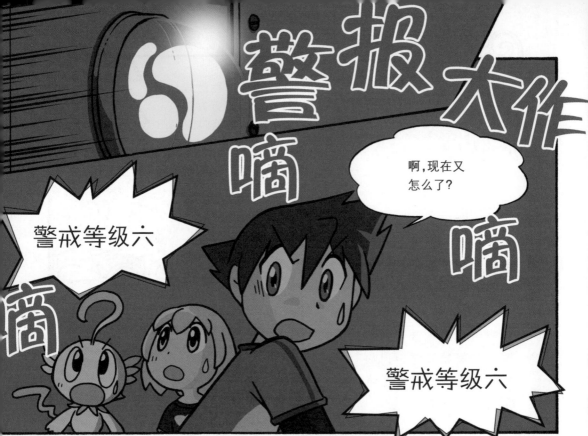

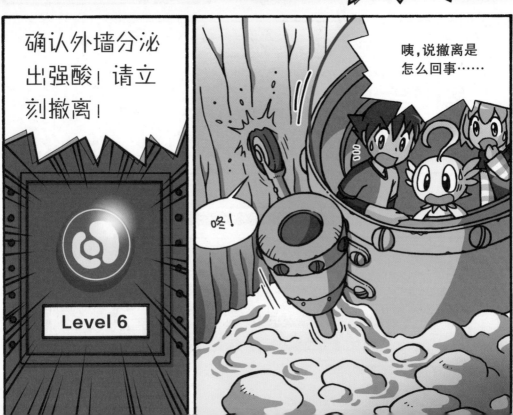

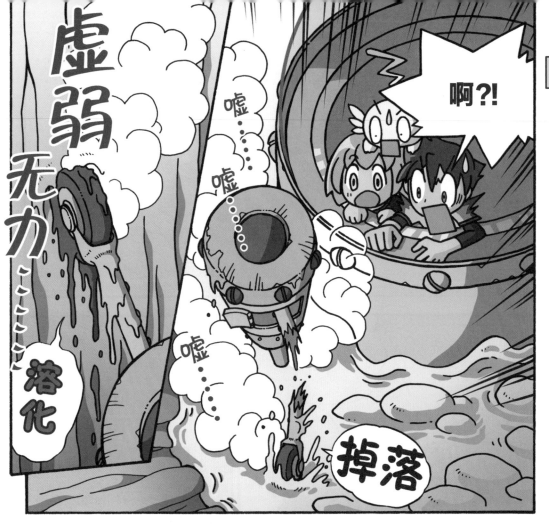

探索笔记 胃液是强酸性液体，具有较强的杀菌能力，可以杀死对人体有害的细菌与病毒。

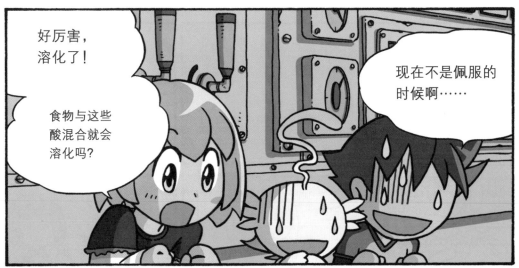

好厉害，溶化了！

现在不是佩服的时候啊……

食物与这些酸混合就会溶化吗？

探索
笔记

胃里消化到一半的食物可能会跟着胃液一起逆流回食道，那么胃液中的强酸就会伤害食道造成发炎，称之为『胃食道逆流』。

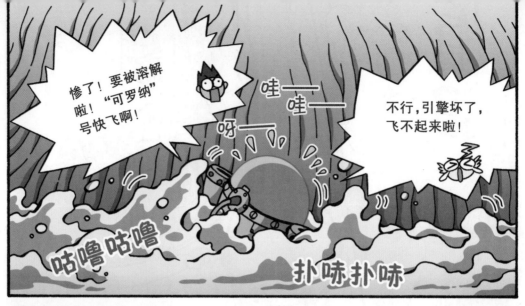

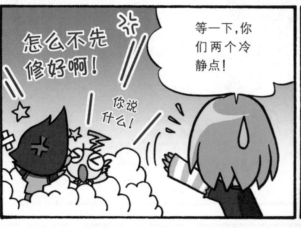

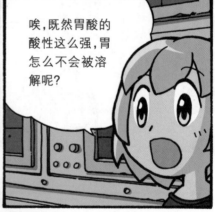

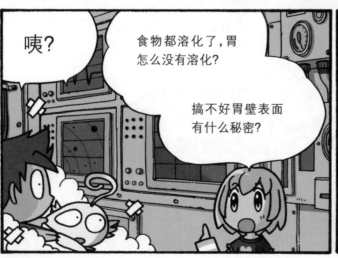

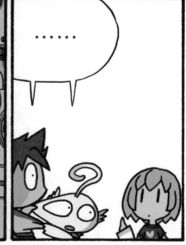

 只要人开始进食，胃就会分泌胃液，每餐的分泌量为 500~700 毫升，每天的分泌量为 1.5~2.5 升。

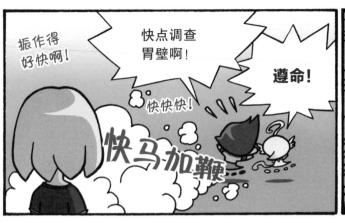

男性与女性相比，男性的胃酸强度大于女性。

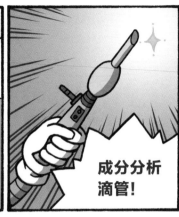

成分分析滴管！

啾——

原来胃壁表面长这样啊！

用这个在胃壁表面采集……

胃壁表面

■ 胃壁表面有许多小凹洞，可以分泌黏液，保护胃壁不受强酸侵蚀。

胃小凹

这些细胞可以分泌黏液，保护胃壁不受胃酸侵蚀。

这些细胞会分泌可以消化食物的胃液。

黏液？这些黏液可以保护胃壁，抵抗胃酸。

可是"可罗纳"号没有这种黏液啊！

嗯，这样的话……

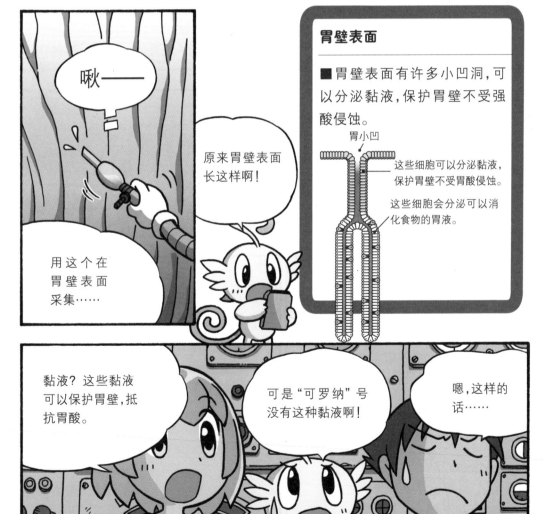

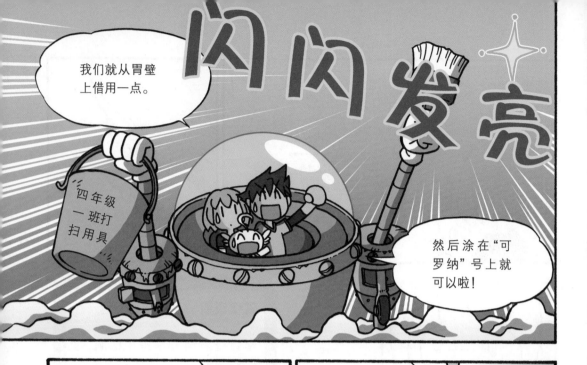

闪闪发亮

我们就从胃壁上借用一点。

四年级一班打扫用具

然后涂在"可罗纳"号上就可以啦!

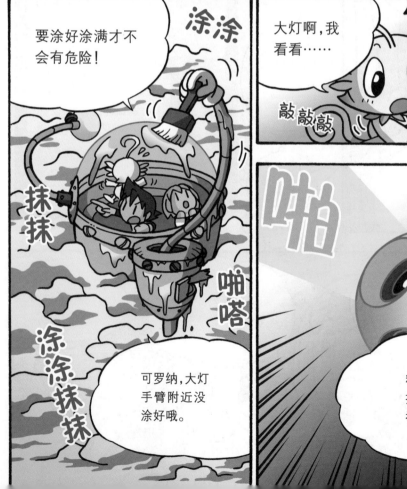

涂涂

要涂好涂满才不会有危险!

抹抹

涂涂抹抹

啪嗒

可罗纳,大灯手臂附近没涂好哦。

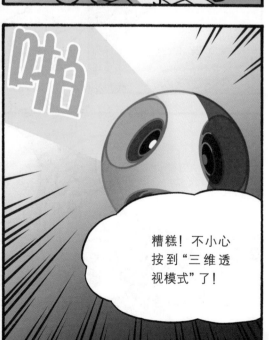

大灯啊,我看看……

敲敲敲
敲敲敲
敲敲敲

啪

糟糕!不小心按到"三维透视模式"了!

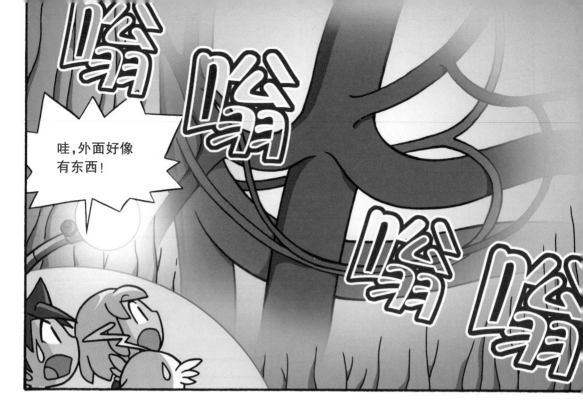

哇,外面好像有东西!

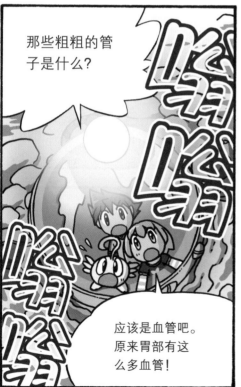

那些粗粗的管子是什么?

应该是血管吧。原来胃部有这么多血管!

为什么胃部长满了血管?

■ 装了食物的胃会被撑大,发生蠕动,分泌胃液,工作相当繁重。因此,胃需要很多血液来供应大量的氧气与养分,于是胃部布满了血管。

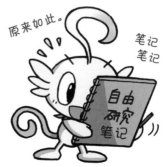

原来如此。

笔记笔记

自由研究笔记

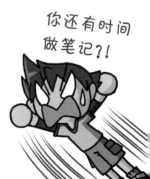

你还有时间做笔记?!

食物在胃中停留的时间各不相同，含有水分的液体平均停留 10 分钟，固体则停留 3~6 小时。

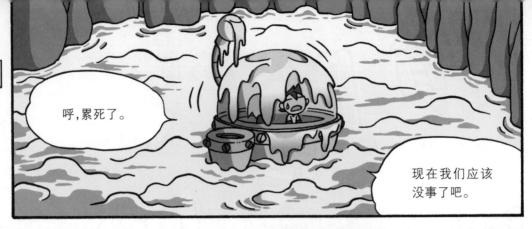

呼,累死了。

现在我们应该没事了吧。

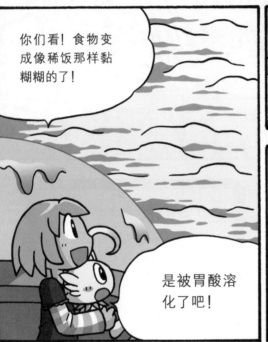

你们看! 食物变成像稀饭那样黏糊糊的了!

是被胃酸溶化了吧!

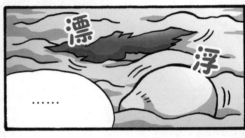

漂浮

……

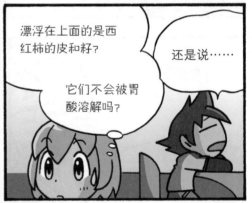

漂浮在上面的是西红柿的皮和籽?

它们不会被胃酸溶解吗?

还是说……

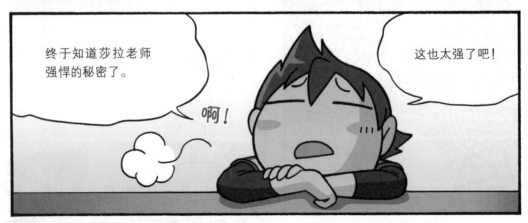

终于知道莎拉老师强悍的秘密了。

啊!

这也太强了吧!

1825 年,美国密歇根州的某位医生碰巧收治了一名伤员,伤员因为"枪支膛炸",肚子被炸出一个大洞,于是该医生就成为了史上第一个亲眼看到并记录下食物消化过程的人。

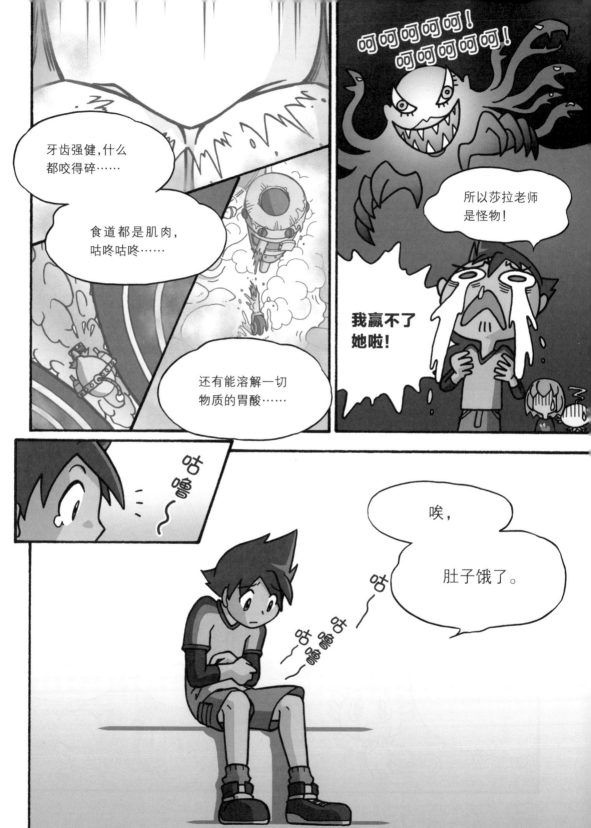

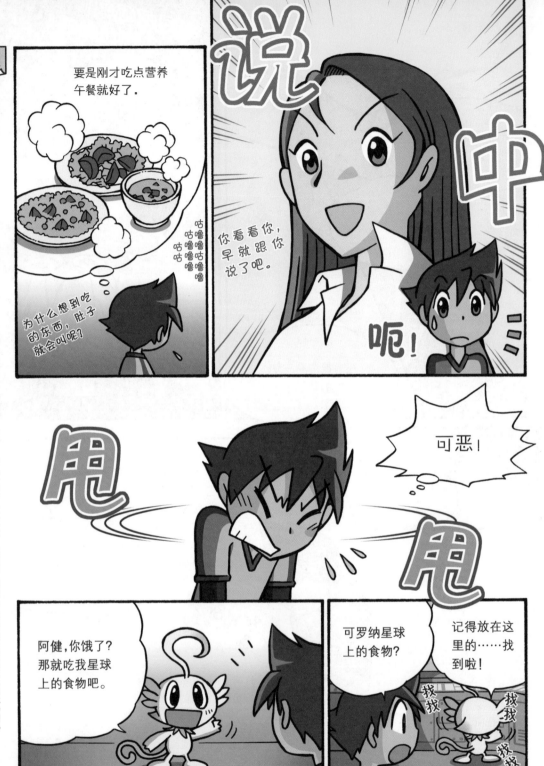

探索笔记 人不喝水或不吃食物可以活多久？只喝水可以活 2~3 个星期，要是既不喝水也不吃任何食物的话，两三天后人就会有生命危险。

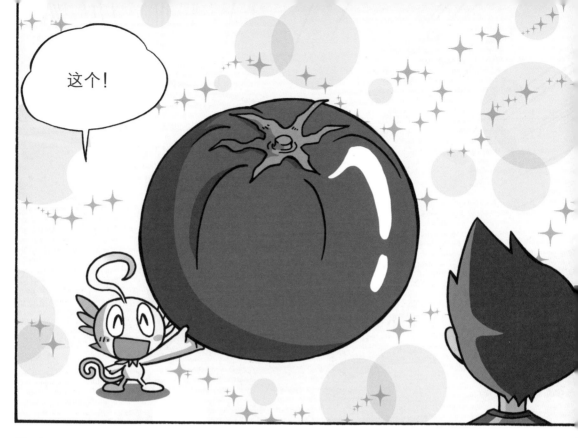

这个！

……

来！别客气！
大口咬……

举起

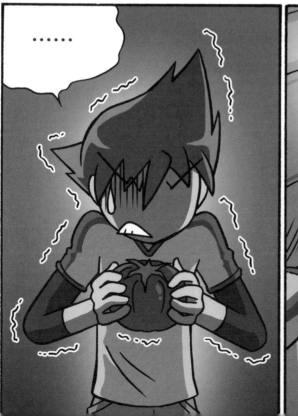

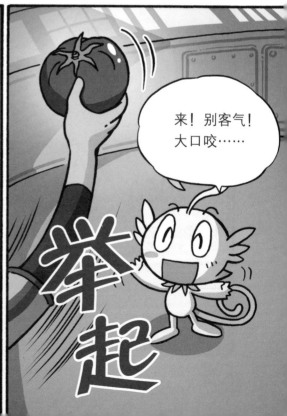

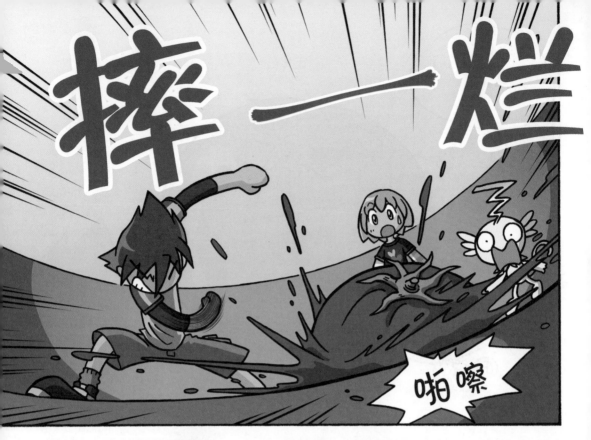

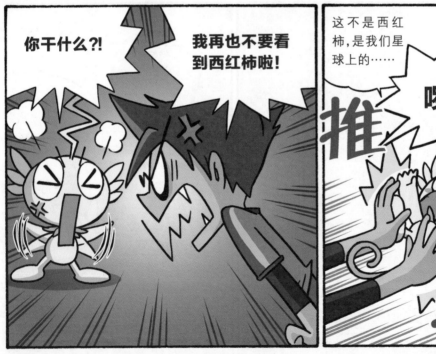

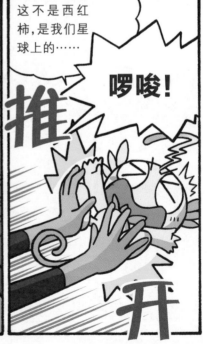

探索笔记 "肚子饿"是一种感觉,这是由大脑而非胃产生的。大脑具备监测的功能,随时监控着整个身体的营养。

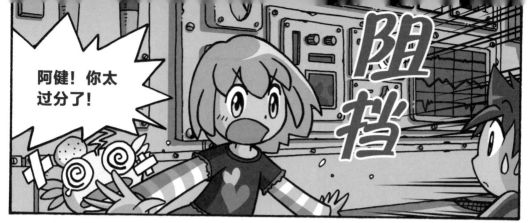

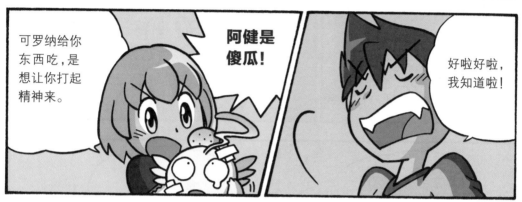

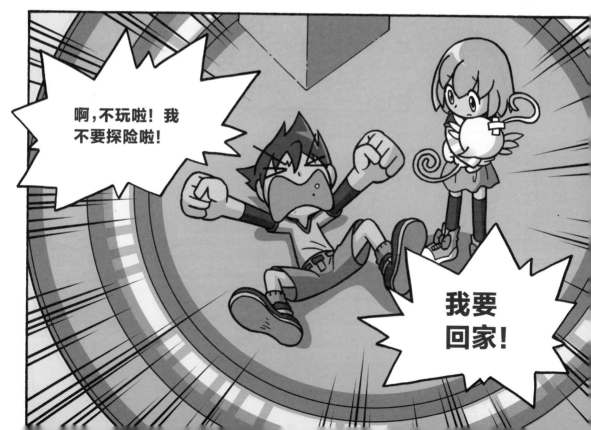

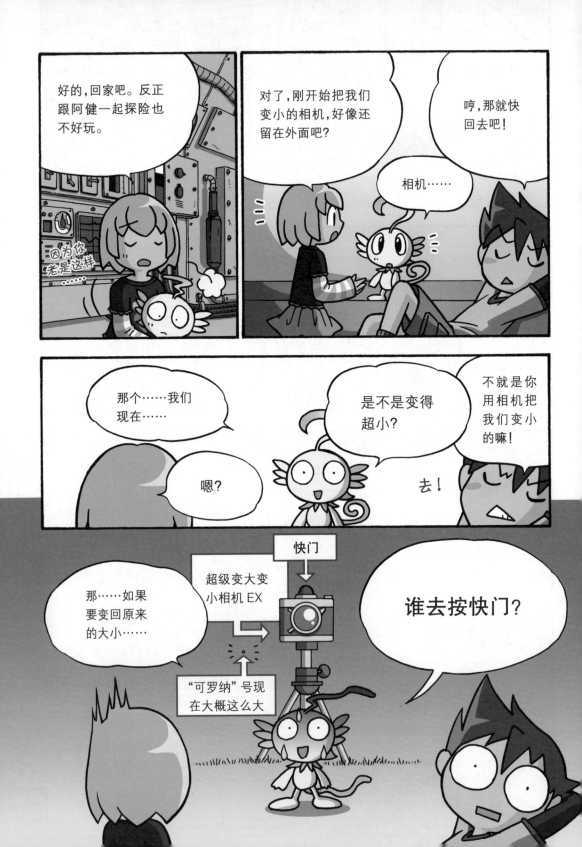

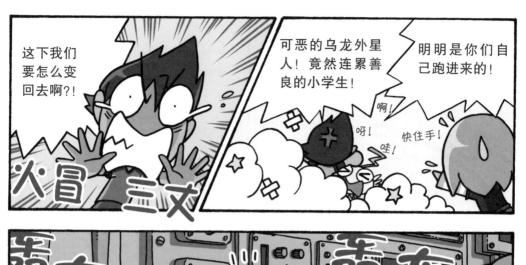

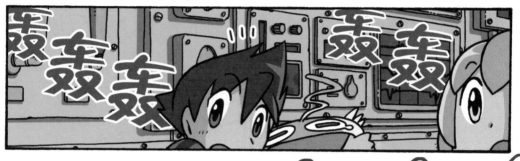

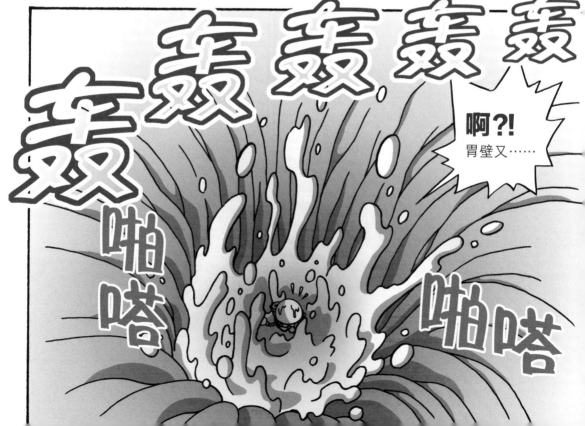

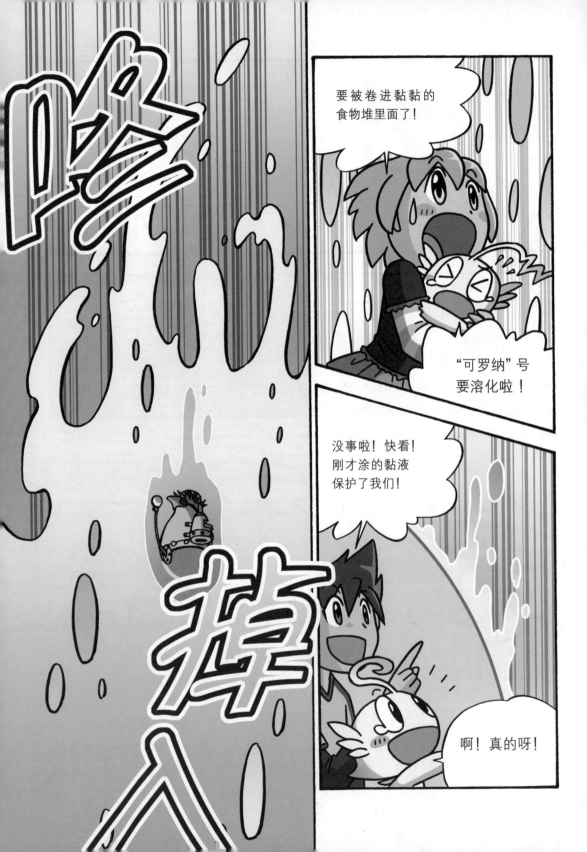

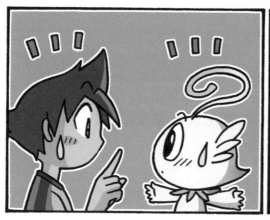

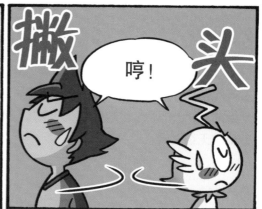

哼！

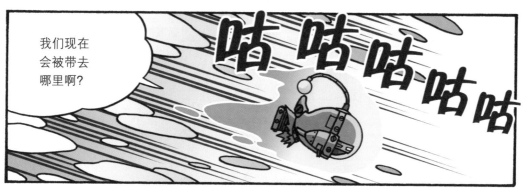

我们现在会被带去哪里啊？

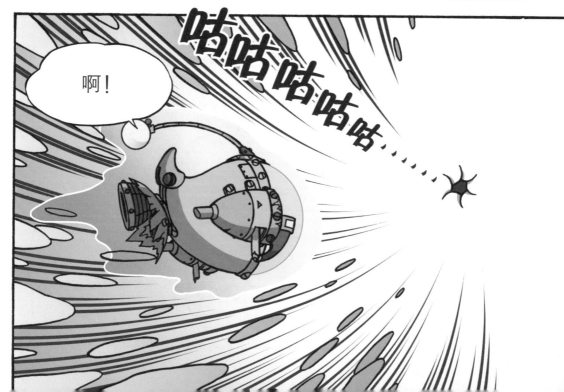

啊！

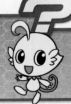

消化团队擅长联手出击

人体的消化系统就像一个密切合作的团队。消化系统由消化道和消化腺两部分组成。各部分所包含的器官配合默契。摄取、转运、消化、吸收和排泄，一连串动作无缝对接。

消化系统就是一个错综复杂的网络

肚子饿的时候第一个开工的就是大脑，大脑一旦发现人体营养不够，就会下达"吃东西"的命令。胃接受这个命令后就会开始蠕动，分泌胃液，让肚子咕咕叫。

当我们把食物吃进嘴里，直肠就会收到通知并准备排便。当食物从嘴里往食道里移动，通往胃的入口就会打开，让食物进入胃里。

食物在胃里溶解之后会缓缓前往十二指肠，如果食物的油脂较多，大脑就会命令胆囊分泌胆汁，而胆汁可以分解油脂。

就这样，食道连着胃，胃连着小肠，消化团队的成员会互相联络，而且会按照食物种类互相发布命令，选择最适当的消化速度与方法。

消化团队网络图

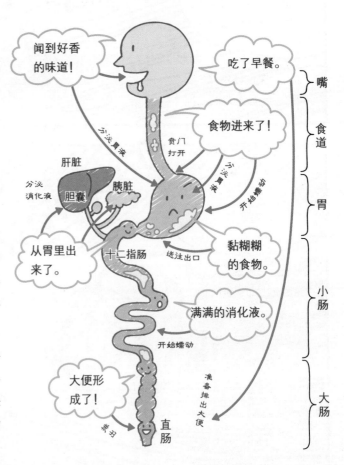

闻到好香的味道！

吃了早餐。

食物进来了！

分泌胃液

贲门打开

开始蠕动

肝脏

分泌消化液

胆囊

胰脏

从胃里出来了。

十二指肠

送往出口

黏糊糊的食物。

满满的消化液。

开始蠕动

大便形成了！

准备排出大便

排出

直肠

嘴

食道

胃

小肠

大肠

胃里面有能够抵抗强酸攻击的神秘生物?

胃会分泌胃酸以杀死细菌与病毒,但有种细菌却喜欢这么严峻的环境,那就是幽门螺杆菌。

胃壁表面有黏膜,可以避免胃壁遭受胃液的强酸侵蚀,而幽门螺杆菌就偷偷存活在黏液里,伤害胃壁的细胞。

人们原本认为,细菌无法在胃里的强酸环境下存活,但后来罗宾·沃伦博士与巴里·马歇尔博士发现了幽门螺杆菌,推翻了先前的认识,因此获得了诺贝尔生理医学奖。

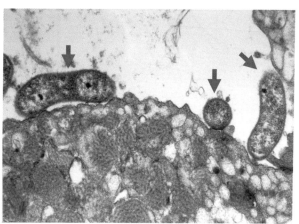

存活在胃壁上的幽门螺杆菌

照片提供:杏林大学高桥信一

细菌比人类更坚强

像幽门螺杆菌这种生活在严峻环境下的细菌,被称为"嗜极细菌",这种细菌还包括能够承受海底 3000 米深处水压的细菌,能忍受零下 40℃低温的细菌,以及能承受辐射线的抗辐射菌(能承受人类暴露几分钟就会死亡的辐射量)。如何将这些细菌的能耐运用在人类身上,科学家正在研究当中。

胃对不同食物的消化能力

肠胃并不是机械地消化和吸收食物,而是根据食物的种类来调整消化方法。比方说,我们吃了比较油腻的食物,胃的传感器发现后,会做出"要把食物分解得更细,十二指肠才好消化"的判断,因此会分泌出更多胃液并多次搅拌。这样会让食物在胃里停留的时间久一些,肚子也不容易饿。

油脂越多的食物,停留在胃里的时间越久,鸡蛋之类的蛋白质食物停留的时间中等,而米、面之类的碳水化合物停留的时间较短。

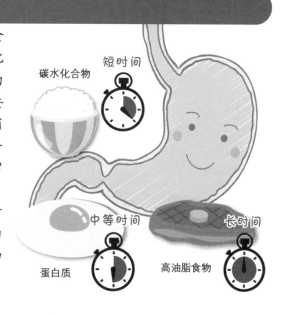

碳水化合物 短时间

蛋白质 中等时间

高油脂食物 长时间

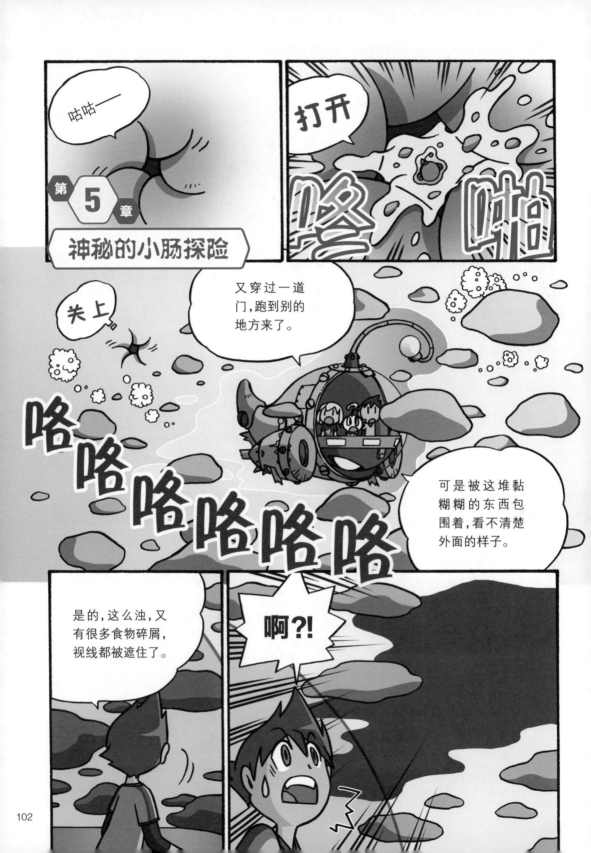

咕咕——

第 **5** 章

神秘的小肠探险

打开

关上

又穿过一道门,跑到别的地方来了。

可是被这堆黏糊糊的东西包围着,看不清楚外面的样子。

是的,这么浊,又有很多食物碎屑,视线都被遮住了。

啊?!

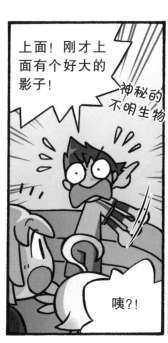

上面！刚才上面有个好大的影子！

神秘的不明生物

咦?!

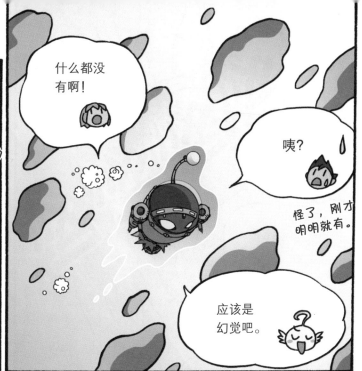

什么都没有啊！

咦?

怪了，刚才明明就有。

应该是幻觉吧。

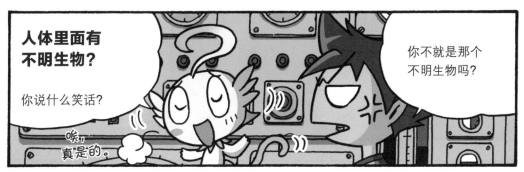

人体里面有不明生物？

你说什么笑话？

咦，真是的。

你不就是那个不明生物吗？

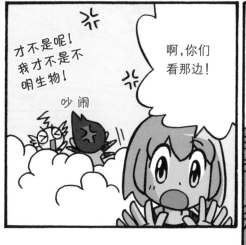

才不是呢！我才不是不明生物！

吵闹

啊，你们看那边！

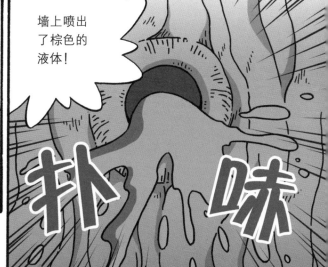

墙上喷出了棕色的液体！

扑味

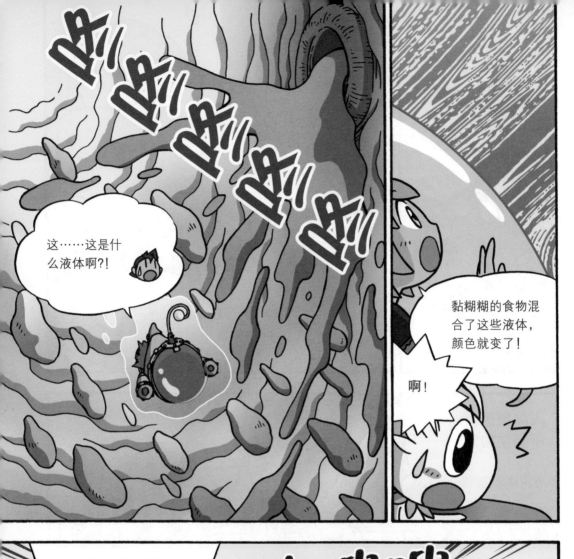

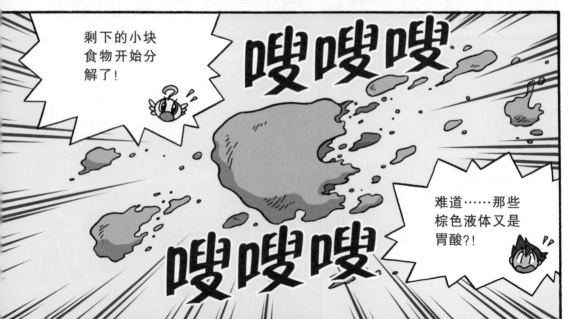

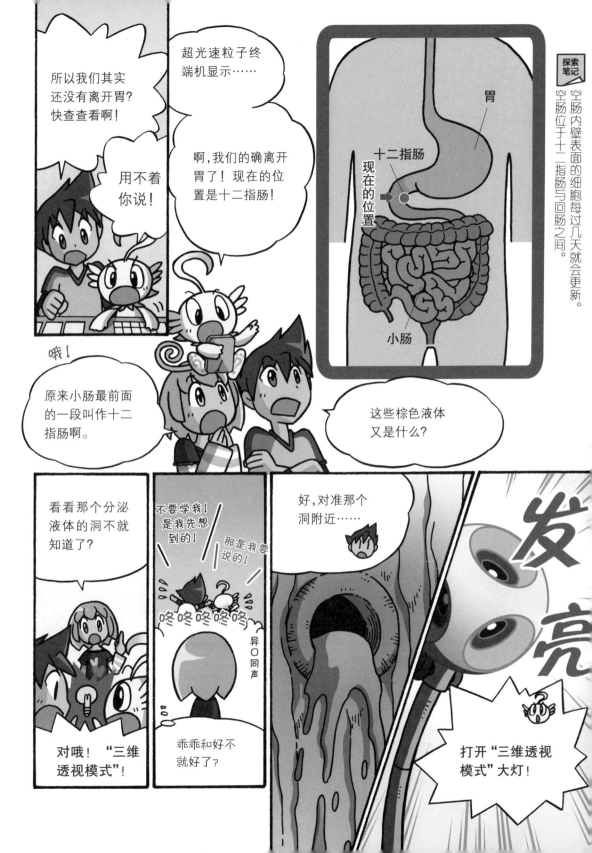

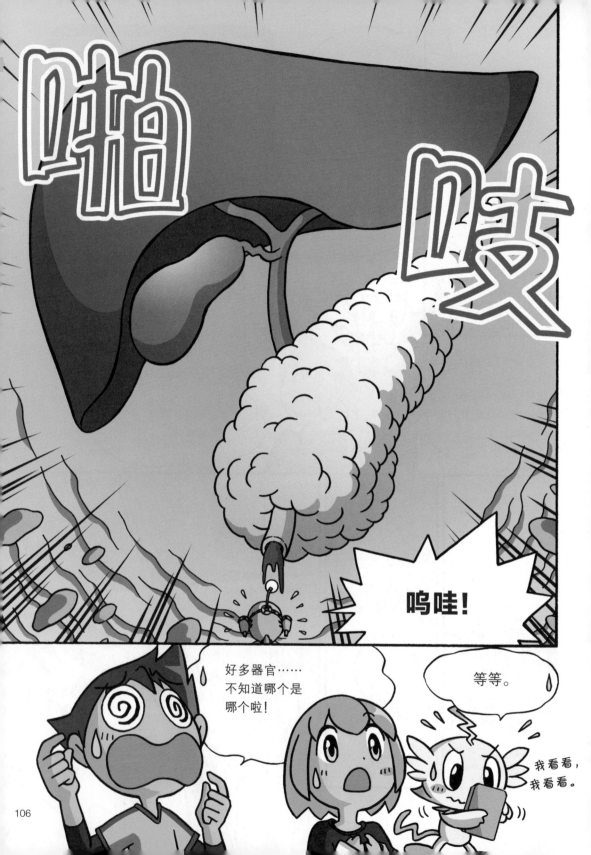

十二指肠的功能

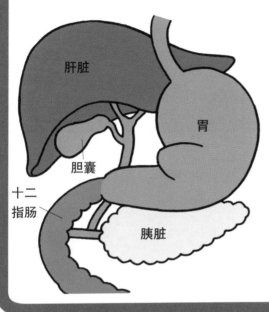

■十二指肠附近有很多重要器官,比如分泌胆汁的肝脏,储存胆汁的胆囊,分泌胰液的胰脏。

■胆汁可以让食物中含有的脂肪更好地被吸收,胰液可以消化脂肪,两者被分泌到十二指肠中与食物混合,接着进入十二指肠后面的空肠,就能吸收营养。

记笔记

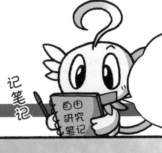

哇,原来肝脏是那么重要的器官啊!

原来刚才的棕色液体,就是肝脏分泌的、能帮助消化的胆汁啊。

那就不用担心"可罗纳"号有危险了。

幸好不是胃酸。

幸好有胆汁,刚才到处都是的食物碎块现在已经不见了。

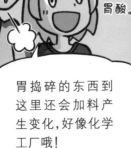

胃捣碎的东西到这里还会加料产生变化,好像化学工厂哦!

但是水还是很浑浊,看不清楚……

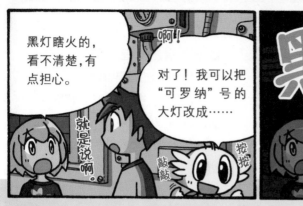

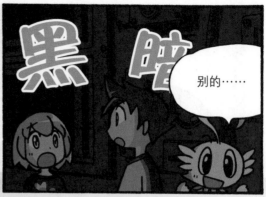

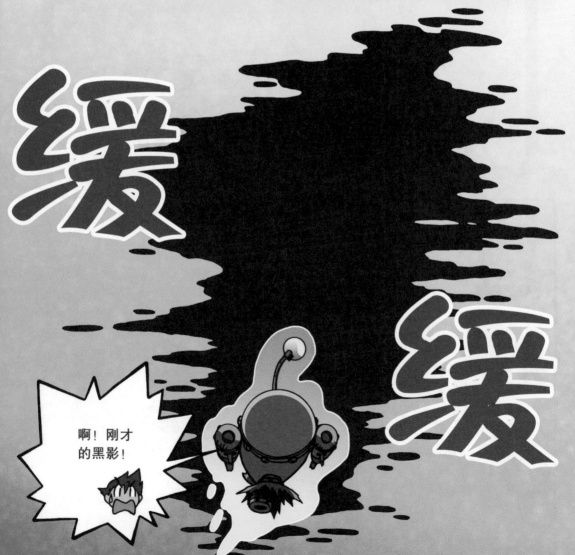

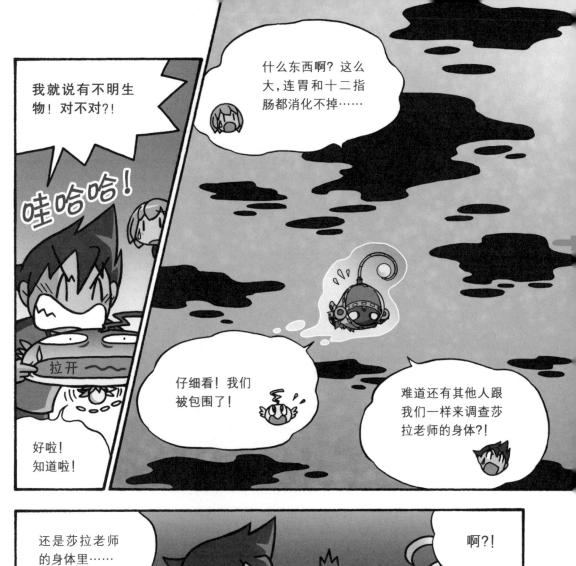

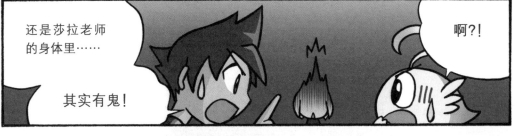

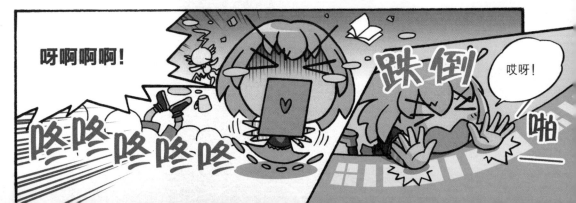

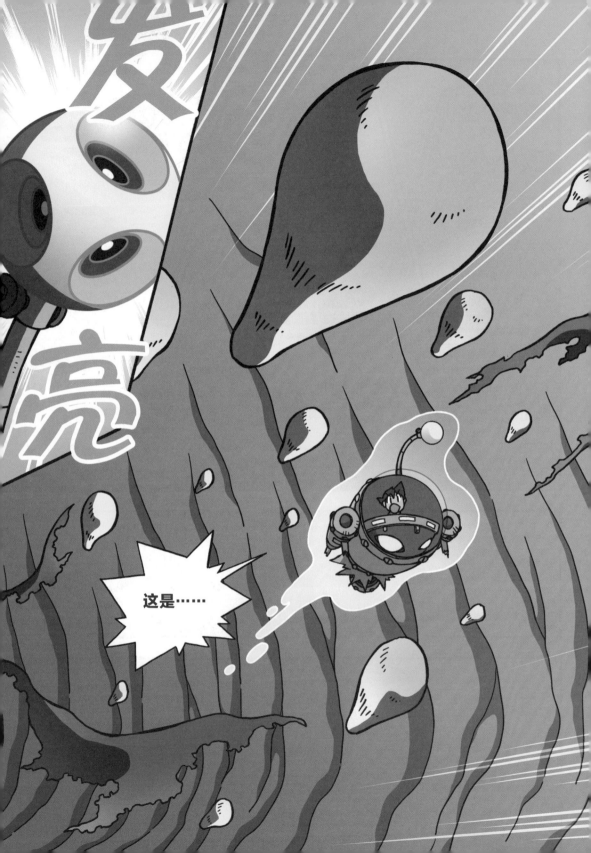

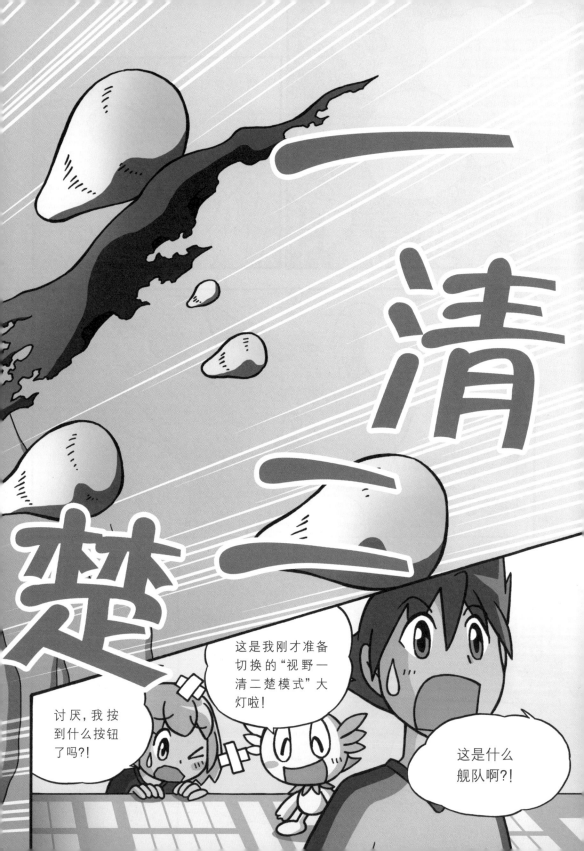

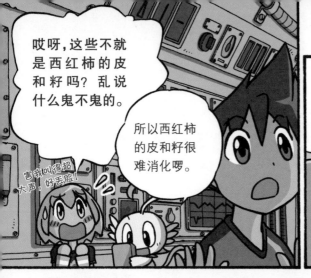

哎呀，这些不就是西红柿的皮和籽吗？乱说什么鬼不鬼的。

所以西红柿的皮和籽很难消化啰。

害我叫得超大声，好丢脸！

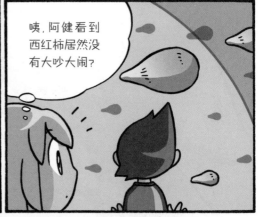

咦，阿健看到西红柿居然没有大吵大闹？

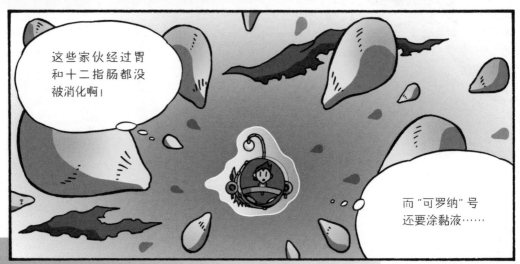

这些家伙经过胃和十二指肠都没被消化啊！

而"可罗纳"号还要涂黏液……

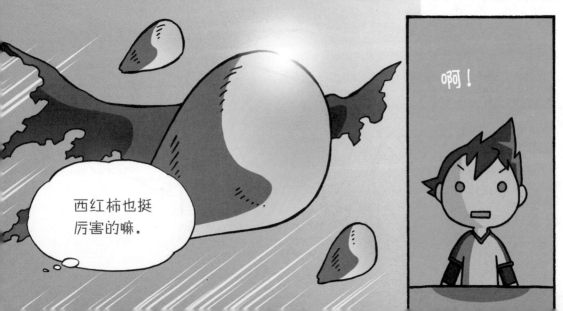

啊！

西红柿也挺厉害的嘛。

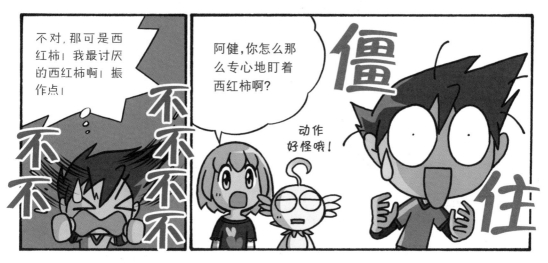

不对，那可是西红柿！我最讨厌的西红柿啊！振作点！

不不不不不不

阿健，你怎么那么专心地盯着西红柿啊？

动作好怪哦！

僵住

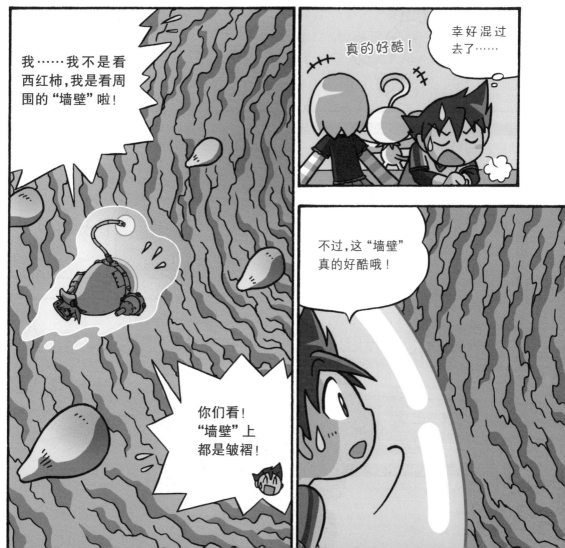

我……我不是看西红柿，我是看周围的"墙壁"啦！

真的好酷！

幸好混过去了……

不过，这"墙壁"真的好酷哦！

你们看！"墙壁"上都是皱褶！

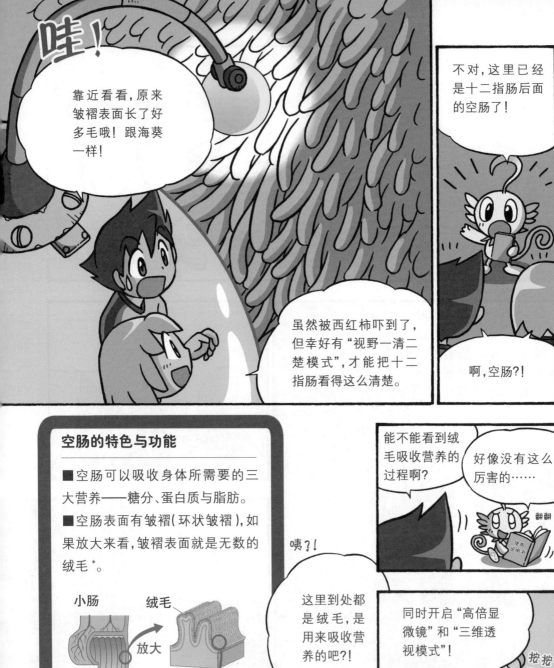

哇！

靠近看看，原来皱褶表面长了好多毛哦！跟海葵一样！

不对，这里已经是十二指肠后面的空肠了！

虽然被西红柿吓到了，但幸好有"视野一清二楚模式"，才能把十二指肠看得这么清楚。

啊，空肠?!

空肠的特色与功能

■空肠可以吸收身体所需要的三大营养——糖分、蛋白质与脂肪。

■空肠表面有皱褶（环状皱褶），如果放大来看，皱褶表面就是无数的绒毛*。

小肠

绒毛

放大

放大

绒毛剖面

这样啊！

自由研究笔记

* 有绒毛和微绒毛。

能不能看到绒毛吸收营养的过程啊？

好像没有这么厉害的……

翻翻

使用说明书

咦?!

这里到处都是绒毛，是用来吸收营养的吧?!

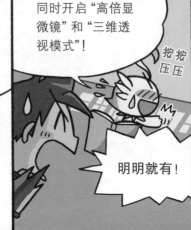

同时开启"高倍显微镜"和"三维透视模式"！

按按压压

明明就有！

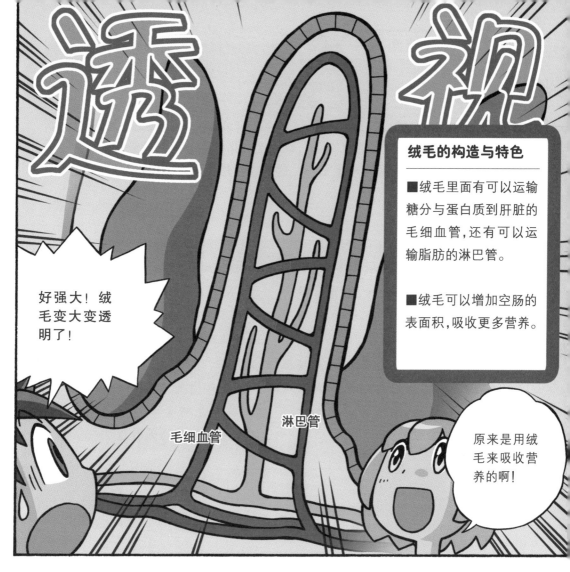

透视

绒毛的构造与特色

■绒毛里面有可以运输糖分与蛋白质到肝脏的毛细血管,还有可以运输脂肪的淋巴管。

■绒毛可以增加空肠的表面积,吸收更多营养。

好强大!绒毛变大变透明了!

毛细血管

淋巴管

原来是用绒毛来吸收营养的啊!

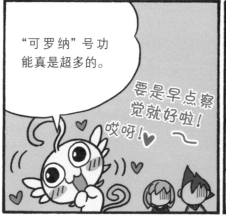

"可罗纳"号功能真是超多的。

要是早点察觉就好啦!

哎呀!

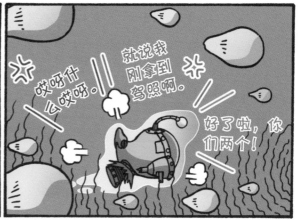

哎呀什么哎呀。

就说我刚拿到驾照啊。

好了啦,你们两个!

探索笔记 如果把肠子里的绒毛全部摊平,面积有一个网球场那么大。

115

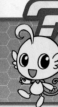
神奇的消化系统

我们吃的肉会转换成自己的肌肉吗？草原上的猎豹跑起来时速超过100千米，吃猎豹肉就能变成超级短跑王吗？这些当然是无稽之谈，我们来看看这是为什么吧。

什么是消化？

我们用牙齿咬碎食物，用胃磨碎食物，用小肠进一步分解食物，把食物慢慢变成容易吸收的小分子，这个过程被称为"消化"。有时候我们会想，直接把牛啊猪啊这些动物的肌肉换到我们人身上不是更好吗？为什么还要把食物消化成小分子来吸收呢？

那是因为构成每种生物身体的蛋白质不一样。蛋白质被消化之后会变成氨基酸，这才是构成生物体的共同化合物。

如果要将食物转换为人体的营养物，就要先将食物消化成氨基酸，再转换为人体需要的蛋白质。

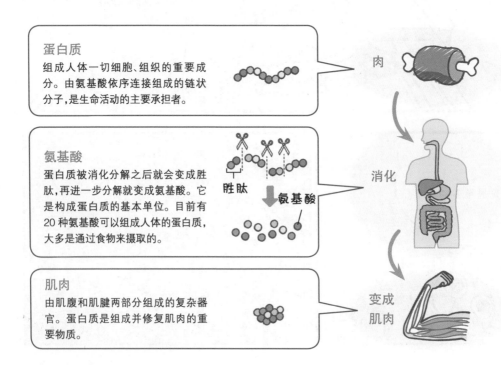

蛋白质
组成人体一切细胞、组织的重要成分。由氨基酸依序连接组成的链状分子，是生命活动的主要承担者。

肉

氨基酸
蛋白质被消化分解之后就会变成胜肽，再进一步分解就变成氨基酸。它是构成蛋白质的基本单位。目前有20种氨基酸可以组成人体的蛋白质，大多是通过食物来摄取的。

胜肽　氨基酸

消化

肌肉
由肌腹和肌腱两部分组成的复杂器官。蛋白质是组成并修复肌肉的重要物质。

变成肌肉

消化液与消化酶

　　唾液、胃液这些人体中含有的对食物起消化作用的液体被称为消化液。消化液里面含有消化酶,消化酶可以将食物营养分解为小分子。

　　消化酶几乎参与所有生命活动。其功能就是将淀粉分解为葡萄糖,将蛋白质分解为氨基酸,将脂肪分解为脂肪酸与单酸甘油脂,让人体可以吸收,催动机体发生生化反应。

　　消化酶有许多种类,每种酶不只消化一种食物。它们各司其职,消化各种食物,共同强健人体。

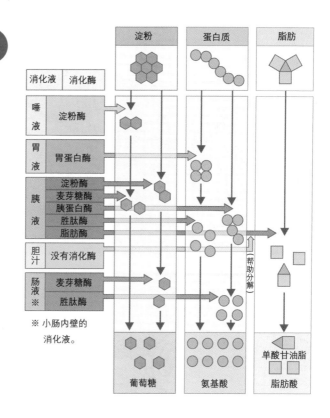

※ 小肠内壁的消化液。

人体内最重要的消化器官之一——肝脏是个"劳碌命"

　　肝脏是消化系统内以代谢功能为主的器官。如右图,肝脏是通过血管连结肠、胃等消化器官的,每个消化器官吸收来的营养都会储存到肝脏里。肝脏收集到营养之后,会加工成人体各部位需要的营养。如果是有害物质就进行分解或排出;如果营养暂时不需要使用就存放起来。这就是肝脏的主要生物转化功能。

　　肝脏的功能还包括分泌胆汁、制造凝血物质(受伤了可以愈合伤口)、调节血液总量、储存维生素与铁质等。肝脏功能繁多,是人体内最重要的消化器官之一。

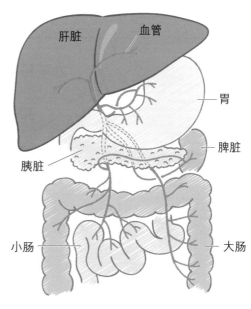

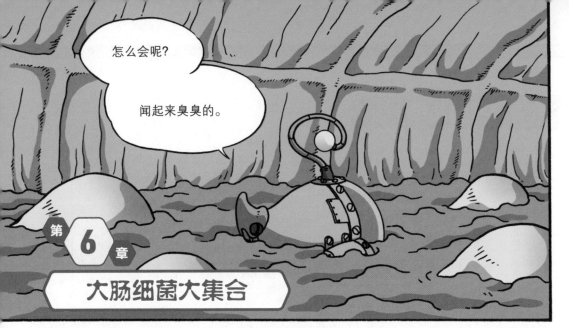

第6章

大肠细菌大集合

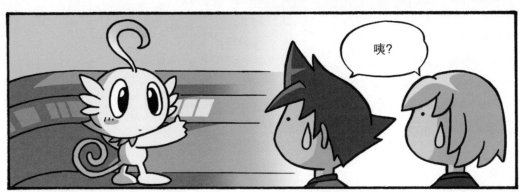

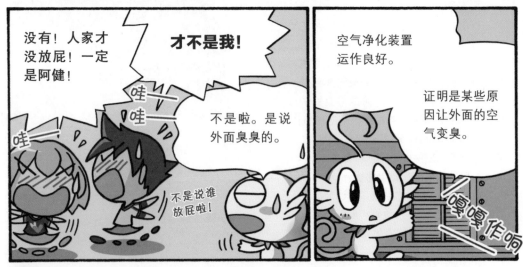

 探索笔记　大肠起点有一段10厘米左右往下垂的部位,被称为"阑尾"。阑尾含有大量的淋巴细胞,可有效防止肠炎发生。阑尾如果发炎就被称为"阑尾炎"。

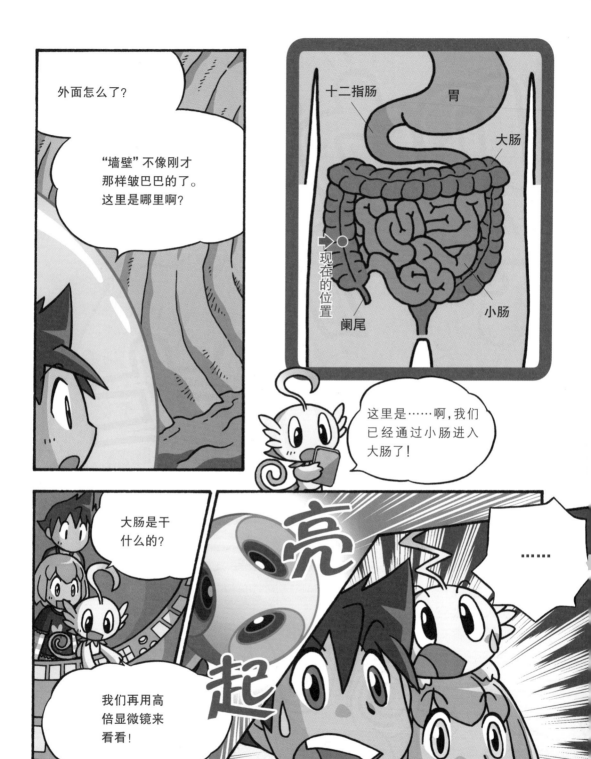

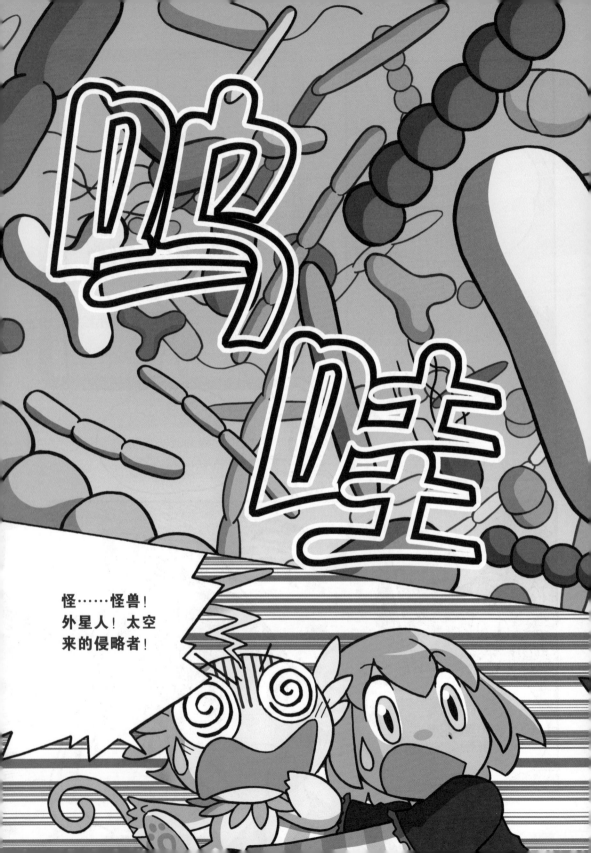

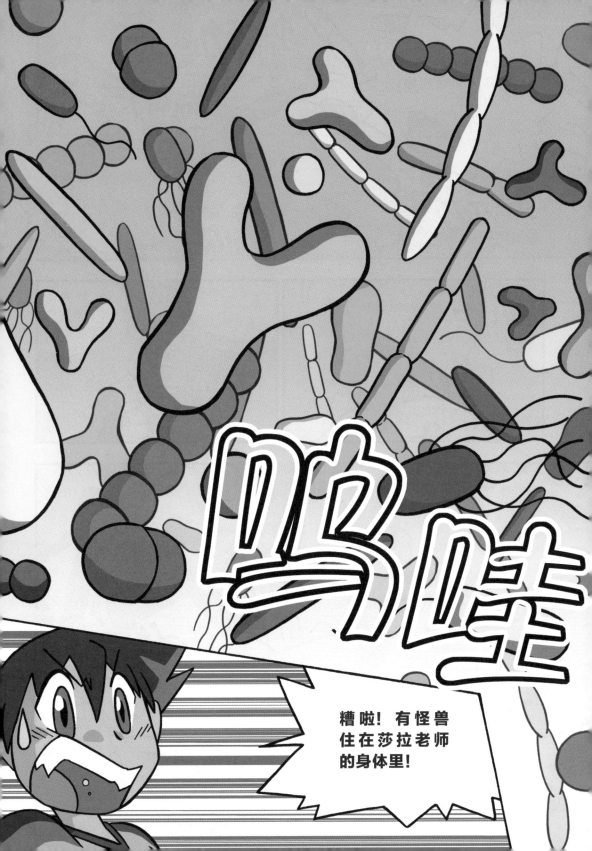

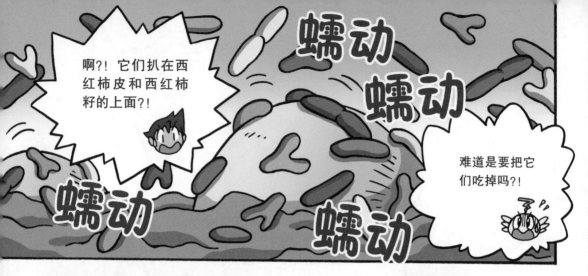

啊?!它们扒在西红柿皮和西红柿籽的上面?!

蠕动
蠕动
蠕动
蠕动

难道是要把它们吃掉吗?!

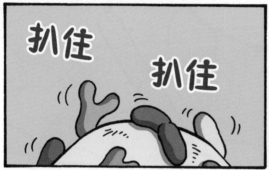

扒住
扒住

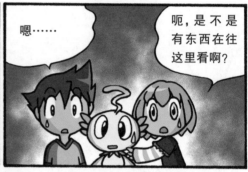

嗯……

呃,是不是有东西在往这里看啊?

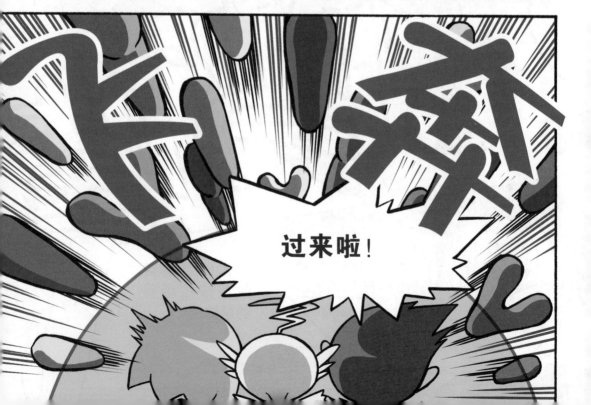

过来啦!

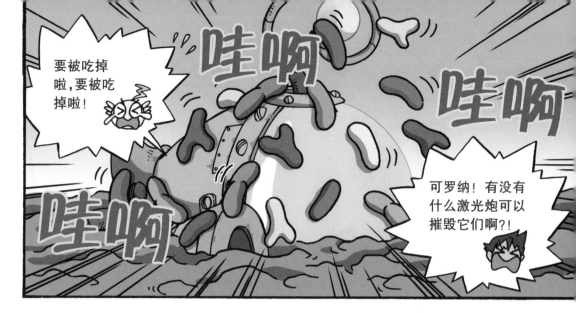

要被吃掉啦，要被吃掉啦！

哇啊

哇啊

哇啊

可罗纳！有没有什么激光炮可以摧毁它们啊?!

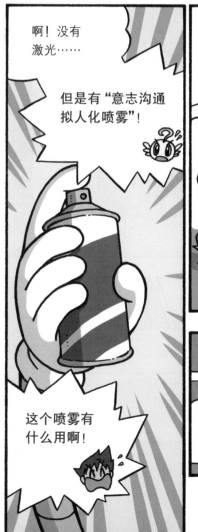

啊！没有激光……

但是有"意志沟通拟人化喷雾"!

这个喷雾有什么用啊!

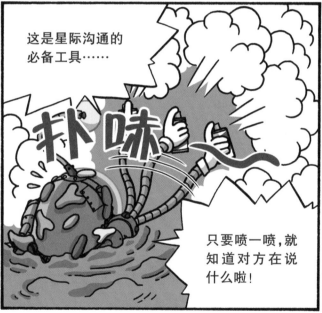

这是星际沟通的必备工具……

扑哧

只要喷一喷，就知道对方在说什么啦!

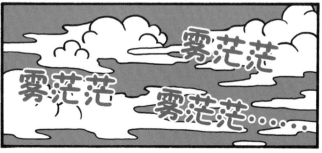

雾茫茫

雾茫茫

雾茫茫……

123

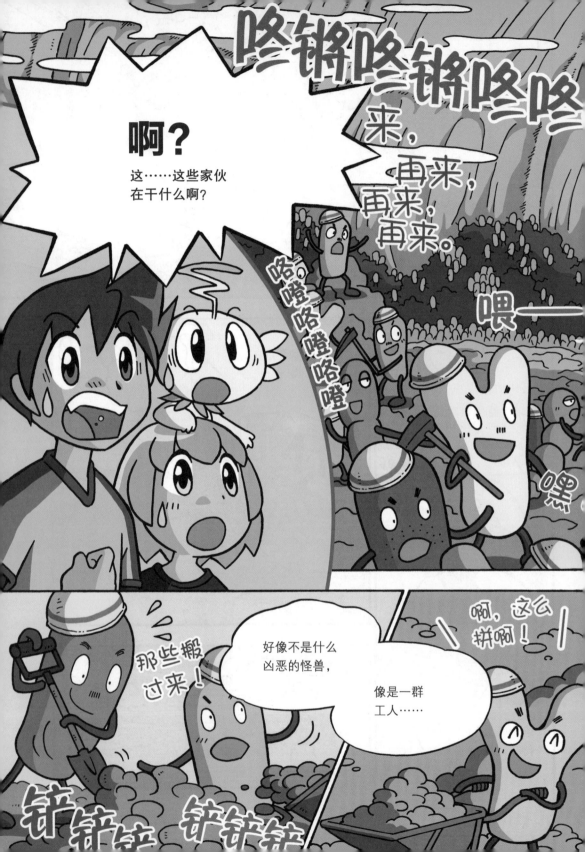

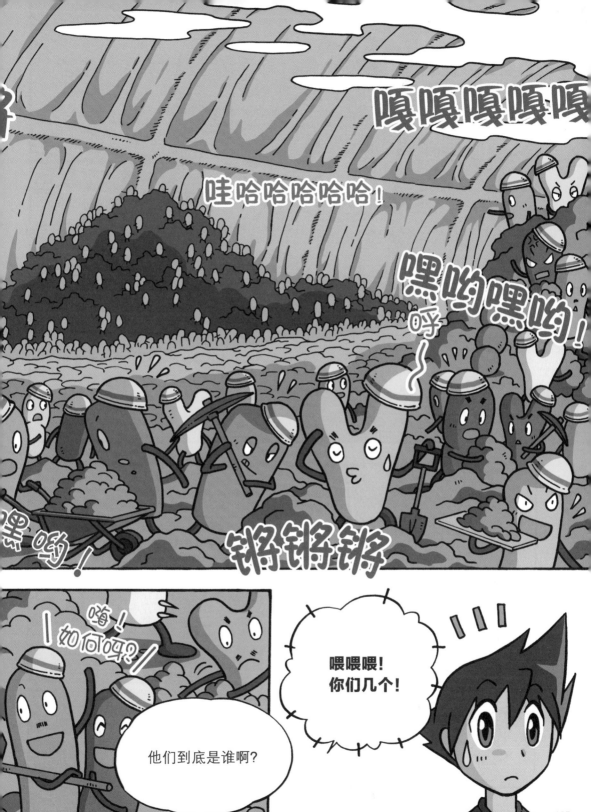

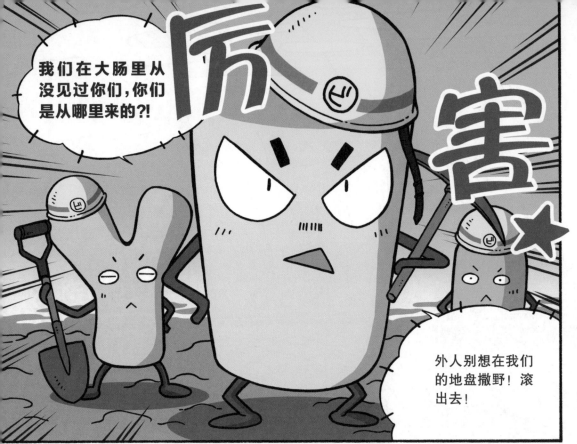

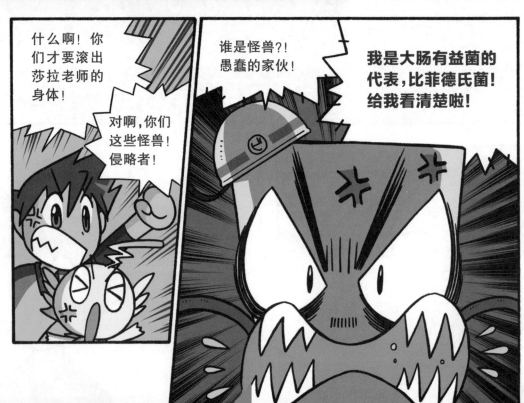

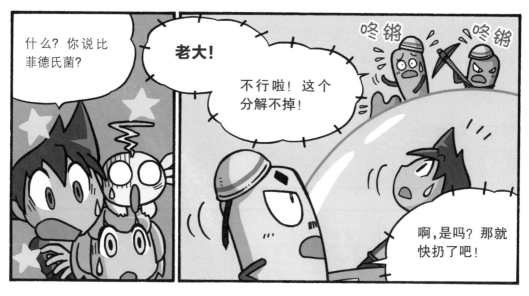

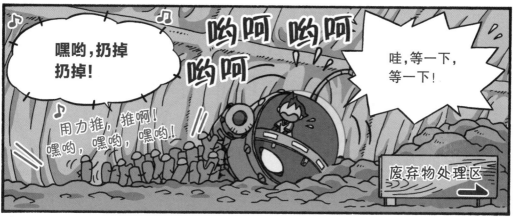

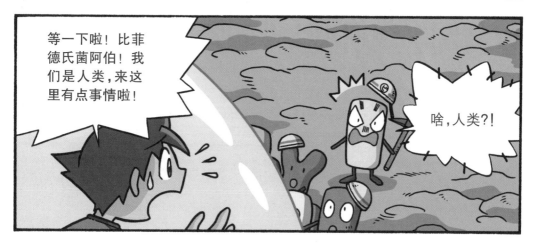

「癌症」，即恶性肿瘤，是指身体里的恶性细胞疯狂增长，比如大肠细胞转变成癌细胞就被称为「大肠癌」。

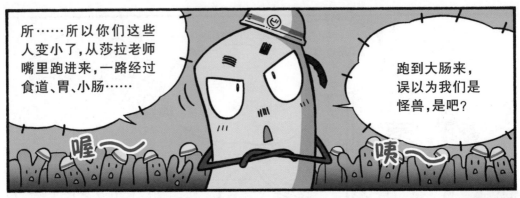

所……所以你们这些人变小了，从莎拉老师嘴里跑进来，一路经过食道、胃、小肠……

喔～

跑到大肠来，误以为我们是怪兽，是吧？

咦～

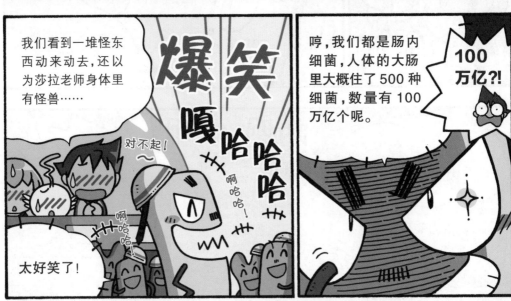

我们看到一堆怪东西动来动去，还以为莎拉老师身体里有怪兽……

爆笑

嘎哈哈哈

对不起！

啊哈哈！

啊哈哈

太好笑了！

哼，我们都是肠内细菌，人体的大肠里大概住了500种细菌，数量有100万亿个呢。

100万亿?!

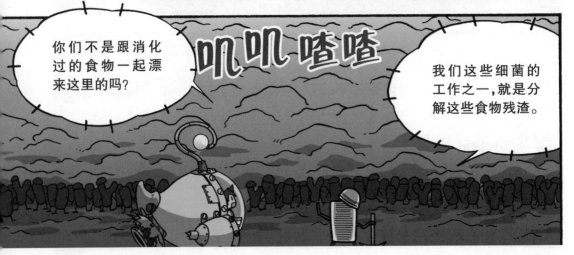

你们不是跟消化过的食物一起漂来这里的吗？

叽叽喳喳

我们这些细菌的工作之一，就是分解这些食物残渣。

探索笔记 有益菌可以维持身体健康，它们的营养来源是食物纤维，所以要多吃富含食物纤维的食物，例如新鲜的蔬菜水果等。

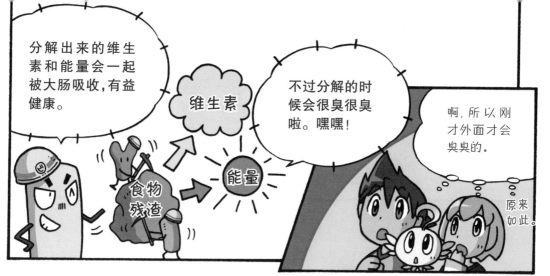

分解出来的维生素和能量会一起被大肠吸收,有益健康。

维生素

能量

食物残渣

不过分解的时候会很臭很臭啦。嘿嘿!

啊,所以刚才外面才会臭臭的。

原来如此。

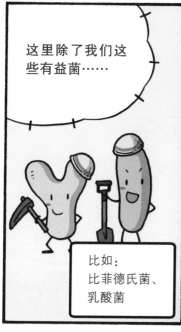

这里除了我们这些有益菌……

比如:
比菲德氏菌、乳酸菌

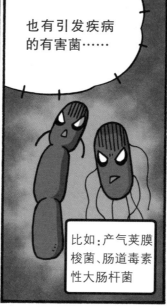

也有引发疾病的有害菌……

比如:产气荚膜梭菌、肠道毒素性大肠杆菌

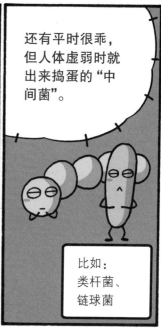

还有平时很乖,但人体虚弱时就出来捣蛋的"中间菌"。

比如:
类杆菌、链球菌

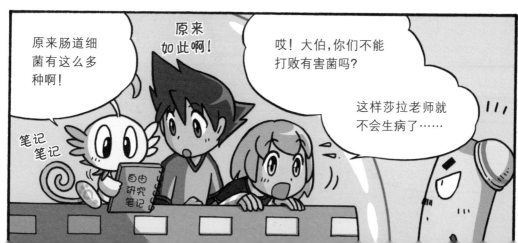

原来肠道细菌有这么多种啊!

原来如此啊!

哎!大伯,你们不能打败有害菌吗?

这样莎拉老师就不会生病了……

笔记笔记

自由研究笔记

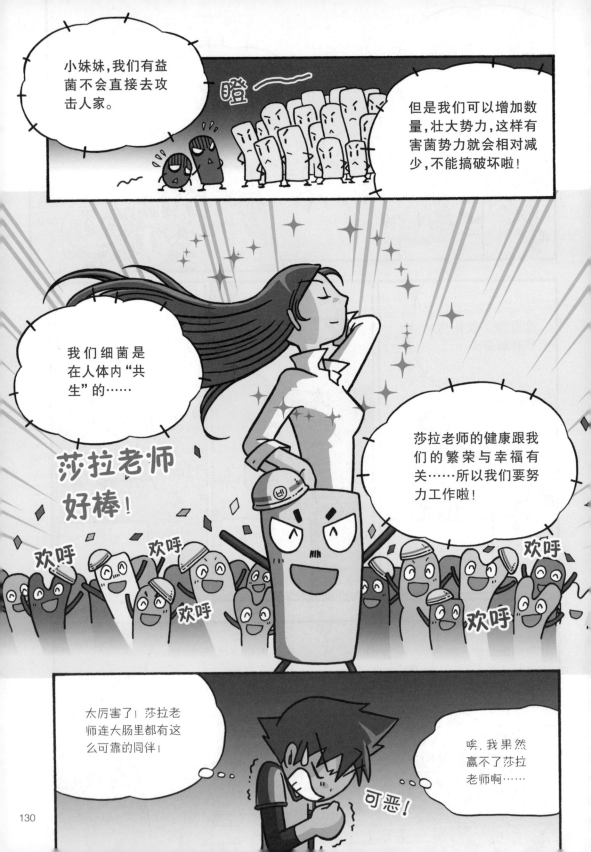

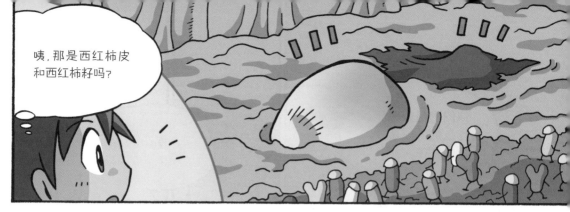

咦,那是西红柿皮和西红柿籽吗?

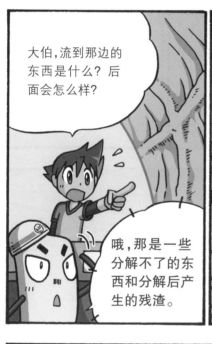

大伯,流到那边的东西是什么?后面会怎么样?

哦,那是一些分解不了的东西和分解后产生的残渣。

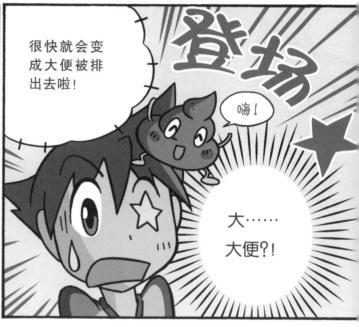

登场

很快就会变成大便被排出去啦!

嗨!

大……大便?!

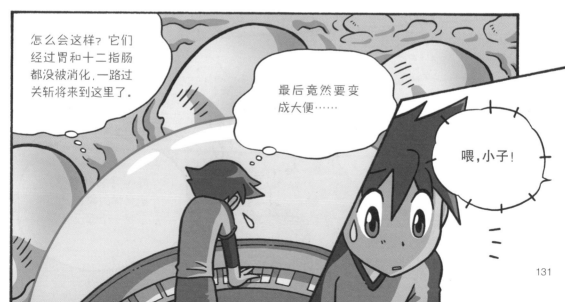

怎么会这样?它们经过胃和十二指肠都没被消化,一路过关斩将来到这里了。

最后竟然要变成大便……

喂,小子!

131

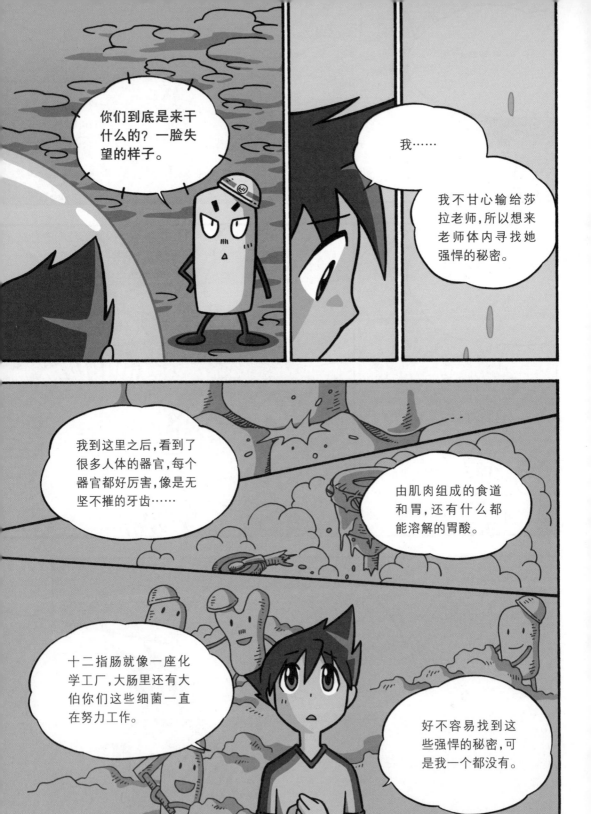

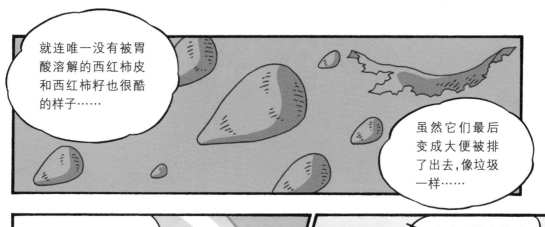

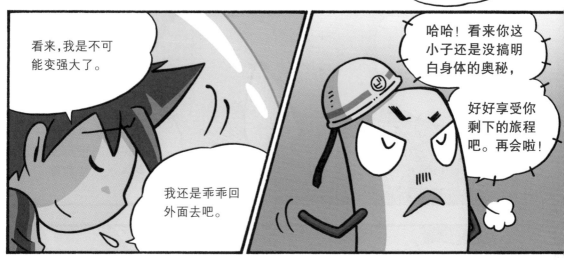

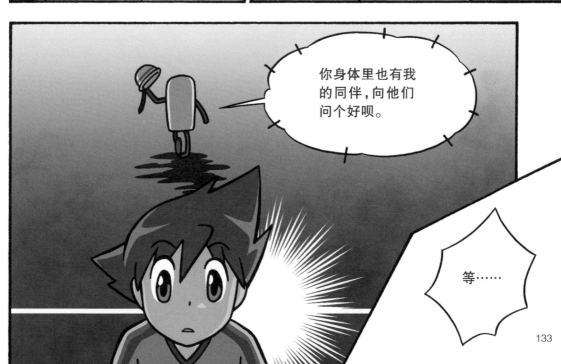

133

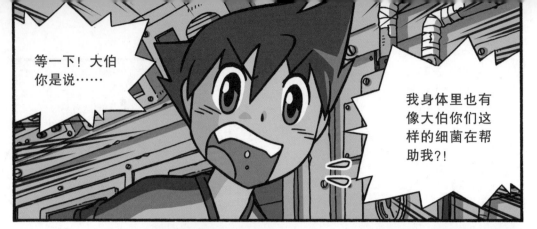

等一下！大伯你是说……

我身体里也有像大伯你们这样的细菌在帮助我?!

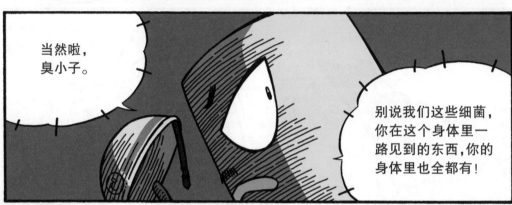

当然啦，臭小子。

别说我们这些细菌，你在这个身体里一路见到的东西，你的身体里也全都有！

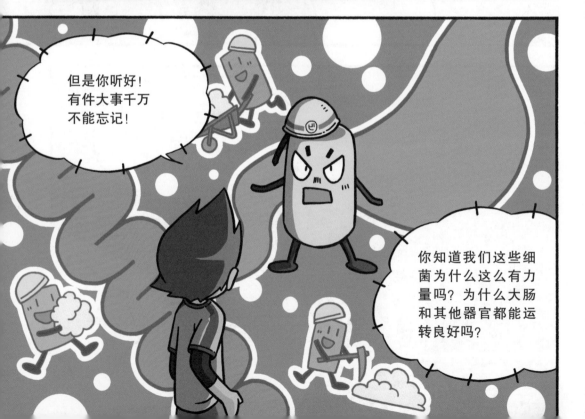

但是你听好！有件大事千万不能忘记！

你知道我们这些细菌为什么这么有力量吗？为什么大肠和其他器官都能运转良好吗？

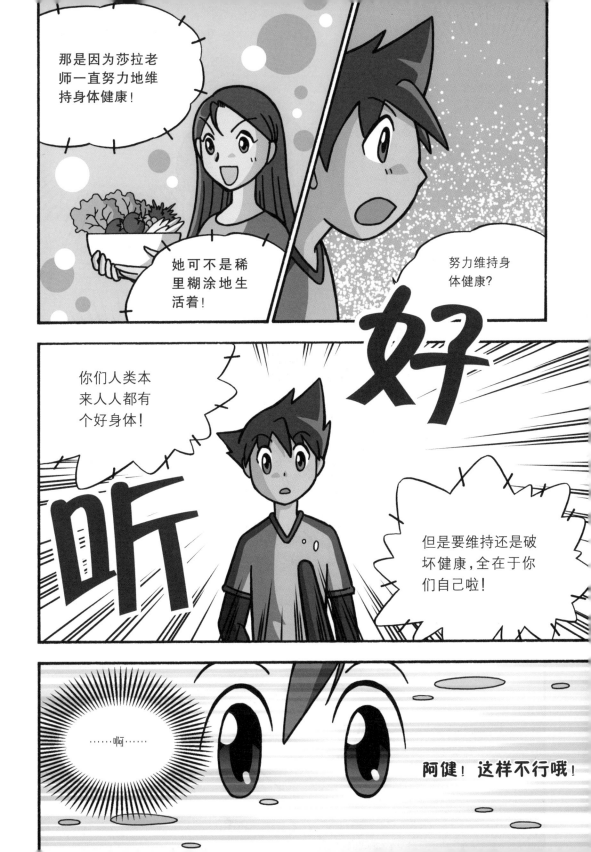

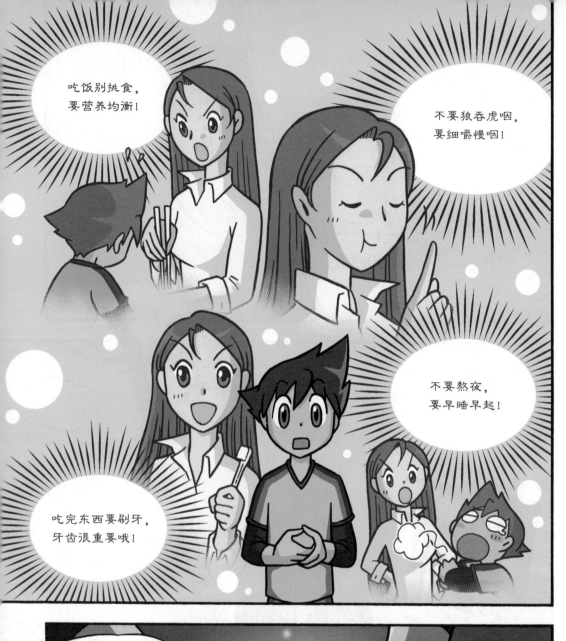

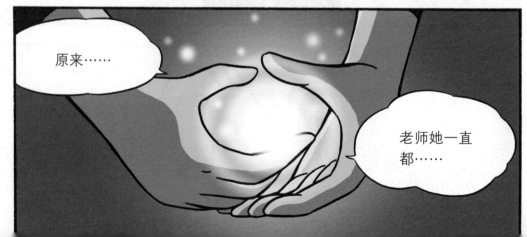

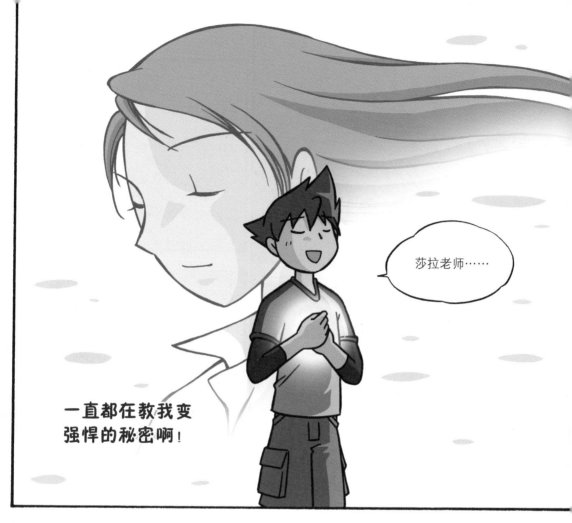

莎拉老师……

一直都在教我变强悍的秘密啊!

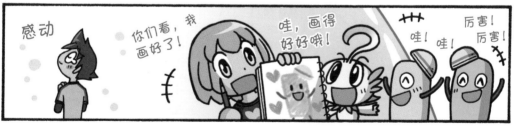

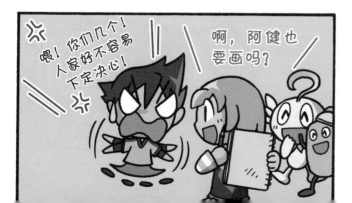

那么……大伯,我们该走了。

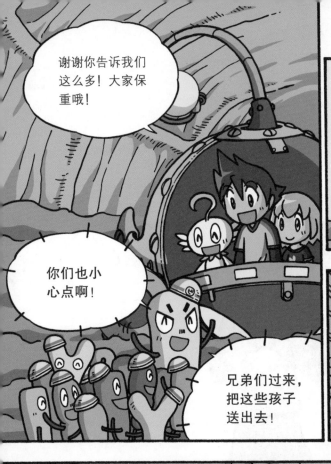

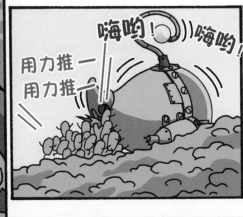

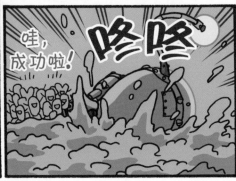

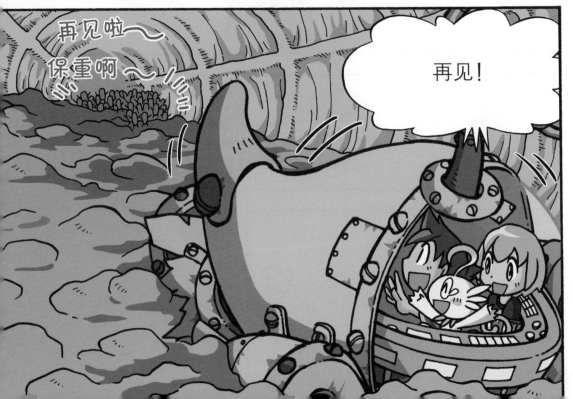

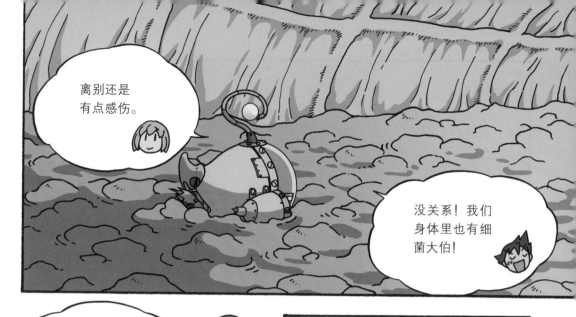

离别还是有点感伤。

没关系！我们身体里也有细菌大伯！

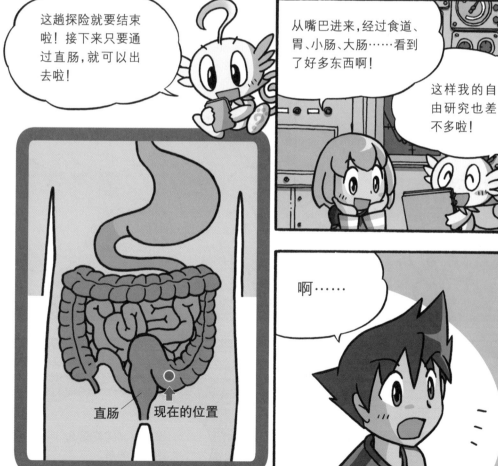

这趟探险就要结束啦！接下来只要通过直肠，就可以出去啦！

从嘴巴进来，经过食道、胃、小肠、大肠……看到了好多东西啊！

这样我的自由研究也差不多啦！

直肠　现在的位置

啊……

母乳不仅含有营养与免疫物质，还有低聚糖可以供应给肠道内的有益菌食用。

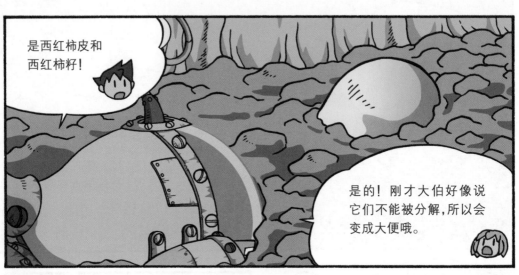

是西红柿皮和西红柿籽！

是的！刚才大伯好像说它们不能被分解，所以会变成大便哦。

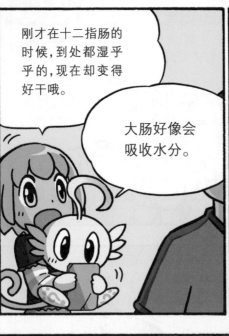

刚才在十二指肠的时候，到处都湿乎乎的，现在却变得好干哦。

大肠好像会吸收水分。

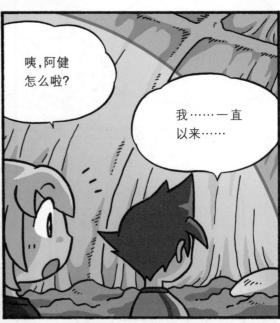

咦，阿健怎么啦？

我……一直以来……

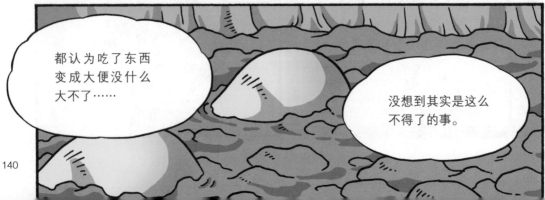

都认为吃了东西变成大便没什么大不了……

没想到其实是这么不得了的事。

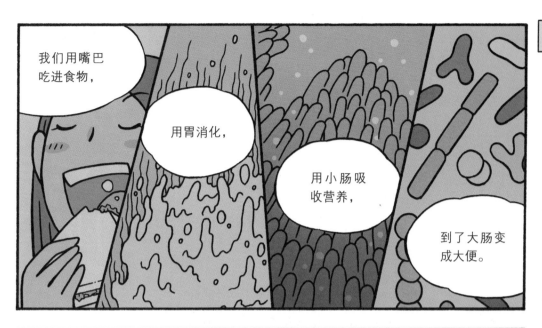

我们用嘴巴吃进食物，

用胃消化，

用小肠吸收营养，

到了大肠变成大便。

探索笔记

大肠的功能就是吸收水分并储存粪便。如果体内无法储存粪便，就会像鸟一样随时拉屎，那就无法专心学习或工作了。

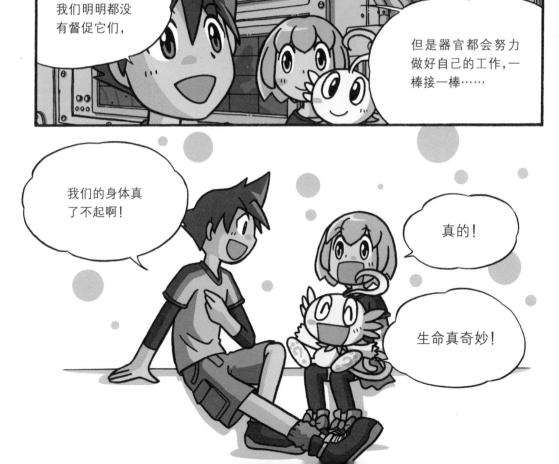

我们明明都没有督促它们，

但是器官都会努力做好自己的工作，一棒接一棒……

我们的身体真了不起啊！

真的！

生命真奇妙！

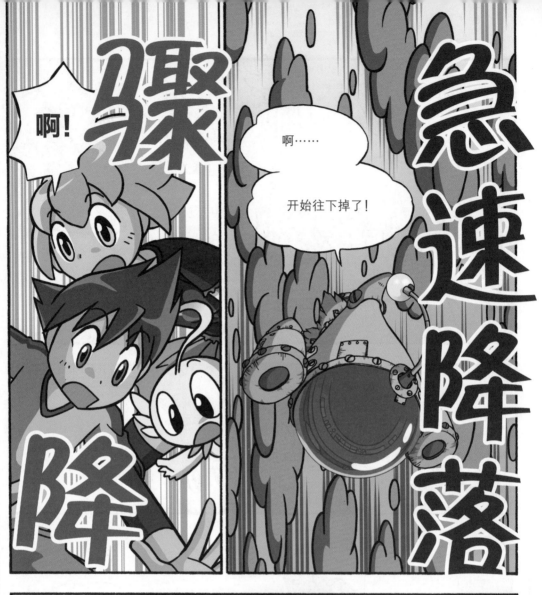

探索笔记

大肠里住了大约 100 万亿个细菌，比构成人体的所有细胞总数还多。就重量来看，干干的粪便中有将近一半都是肠道细菌。肠内细菌会不断繁殖，同时也会跟着粪便被排出体外。如果以重量来看，干干的粪便中有将近一半都是肠道细菌。

急速降落

骤聚降

啊！

啊……

开始往下掉了！

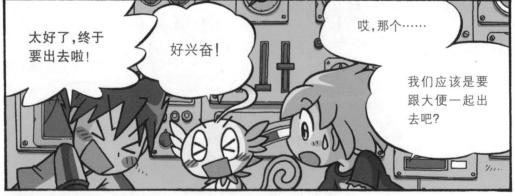

太好了，终于要出去啦！

好兴奋！

哎，那个……

我们应该是要跟大便一起出去吧？

 探索笔记 如果大肠没有正常运作，粪便的水分没有被吸收就排出体外，就被称为"腹泻"。人体在腹泻的时候会缺水，所以要多补充水分。

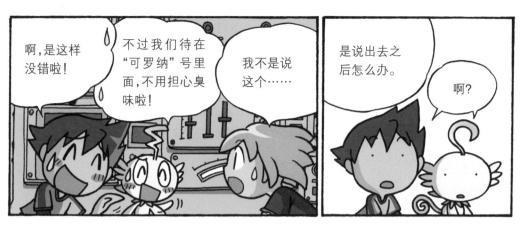

啊,是这样没错啦!

不过我们待在"可罗纳"号里面,不用担心臭味啦!

我不是说这个……

是说出去之后怎么办。

啊?

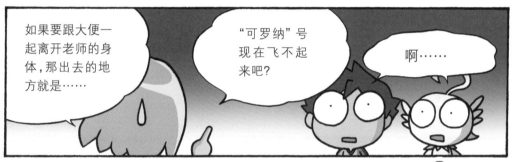

如果要跟大便一起离开老师的身体,那出去的地方就是……

"可罗纳"号现在飞不起来吧?

啊……

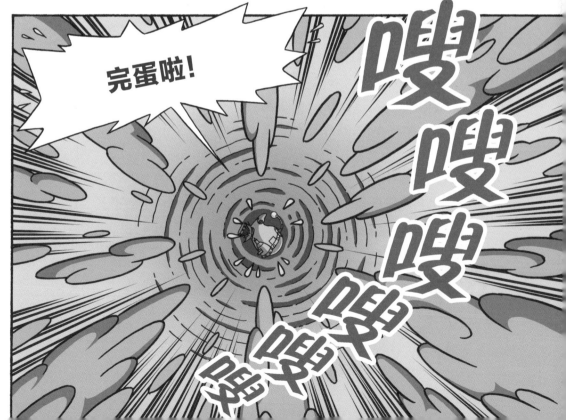

完蛋啦!

嗖
嗖
嗖
嗖
嗖

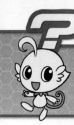

探索档案 6

人体细菌的"好"与"坏"

细菌是所有生物中数量最多的一类。细菌的形状有很多,主要有球状、杆状和螺旋状。细菌是许多疾病的病原体,但也有对人体有益的细菌。

细菌虽小却很可靠

细菌是仅靠一个细胞就能生存的最小生物。人类无法在零下 40℃ 或 100℃ 的环境中生存,但某些细菌就可以。

令人不可思议的是,我们大肠里竟然有 100 万亿个细菌。这些细菌还会吃掉食物残渣,生产人体所需的维生素,这种互惠互利的生存方式被称为"共生"。

另一方面,如果某种细菌住在生物体内,并依靠伤害生物健康来生存,这种细菌就是在"寄生"。这种有害的细菌寄生在人或动物身上,往往会引发疾病,或者造成有机物腐坏。

同一种细菌在不同场所有不同的作用

大多数大肠杆菌(肠道细菌)都在大肠里保持共生关系,但是有一种大肠杆菌"O157",只要住进人类的大肠里,就会伤害肠子和内脏,引发疾病。O157 会伤害肠内壁,释放绿猴肾细胞毒素,伤害肾脏甚至大脑的细胞。

但是,O157 在牛的大肠里就很安分,可见细菌在不同生物体内会有不同的影响。

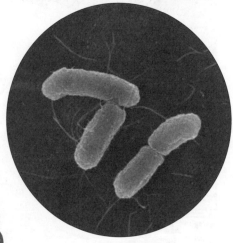

0.003 毫米

肠出血性大肠杆菌 O157
的电子显微镜照片
照片提供:日本国立传染病研究所

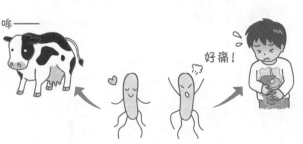

144

肠道细菌是我们肚子里的"宠物"吗?

细菌存在于大自然的各个角落,而肠道细菌选择了在人类的大肠里共生,终日无休地努力工作着。

肠道细菌又分有益菌与有害菌,有益菌会驱赶对人体有害的细菌,制造维生素,让大肠运作更顺畅。

另一方面,有害菌会制造危害人体的物质。如果有益菌增加,肠内环境就不利于有害菌繁殖,所以有益菌是多多益善的。我们应该多吃含有有益菌的食物,有益菌包括比菲德氏菌和乳酸菌。我们虽然肉眼看不见有益菌,但它们就像帮我们维持健康的"宠物",所以要多吃有益菌喜欢的食物。

含有有益菌的食物	有益菌喜欢的食品
如酸奶、奶酪、纳豆、味噌、酱汁等。	如地瓜、黑麦、西兰花、芦笋、洋葱、卷心菜、马铃薯、苹果、葡萄、香蕉、蜂蜜、黄豆、牛奶等。

某些细菌是带给人类美味的好朋友

像 O157 这种会引发疾病的细菌,我们称之为"病原菌",但病原菌只是细菌中的少数,在微生物(包括细菌与霉菌)中所占的比例不到 1%。绝大多数的微生物其实都对人类有益。最简单的例子就是发酵食品。比如酸奶、奶酪、纳豆、面包、味噌、酱油、酱汁、腌瓜、酒,这么多食物都是借用微生物的力量制造出来的。

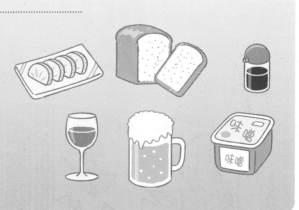

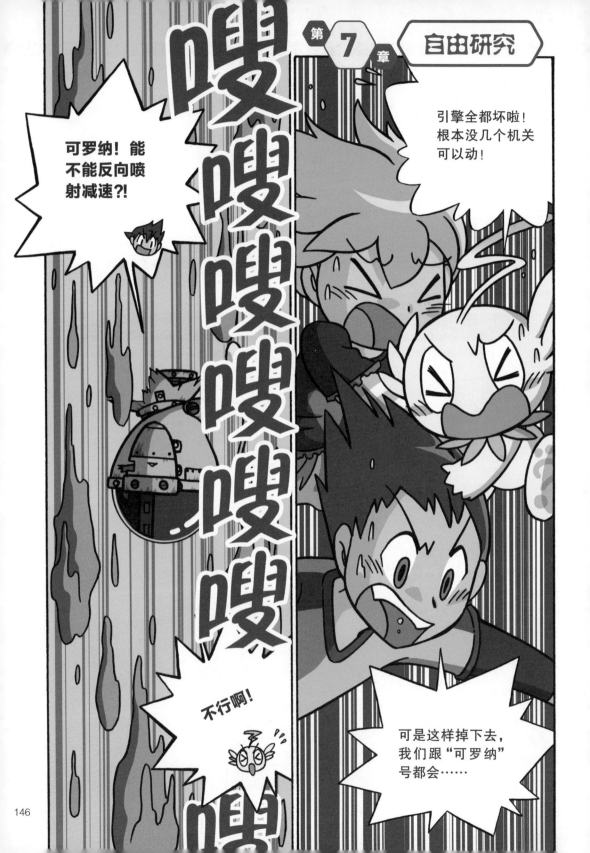

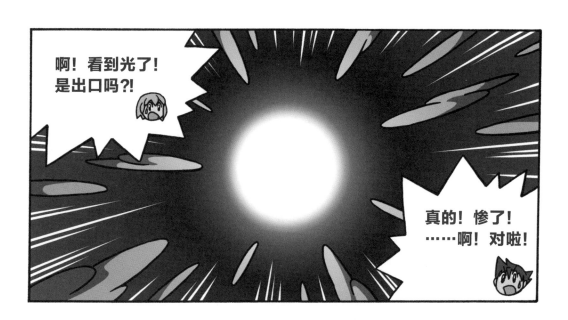

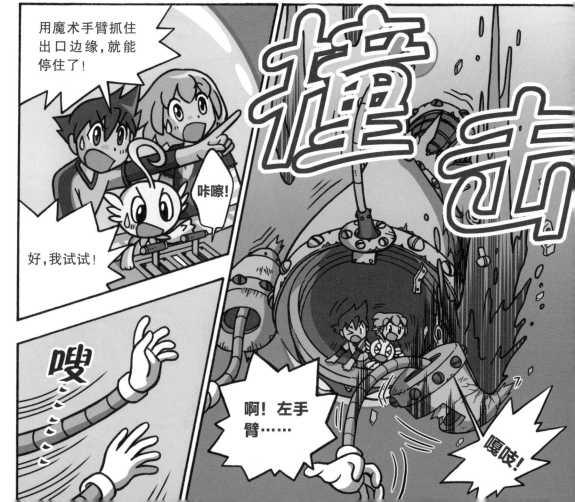

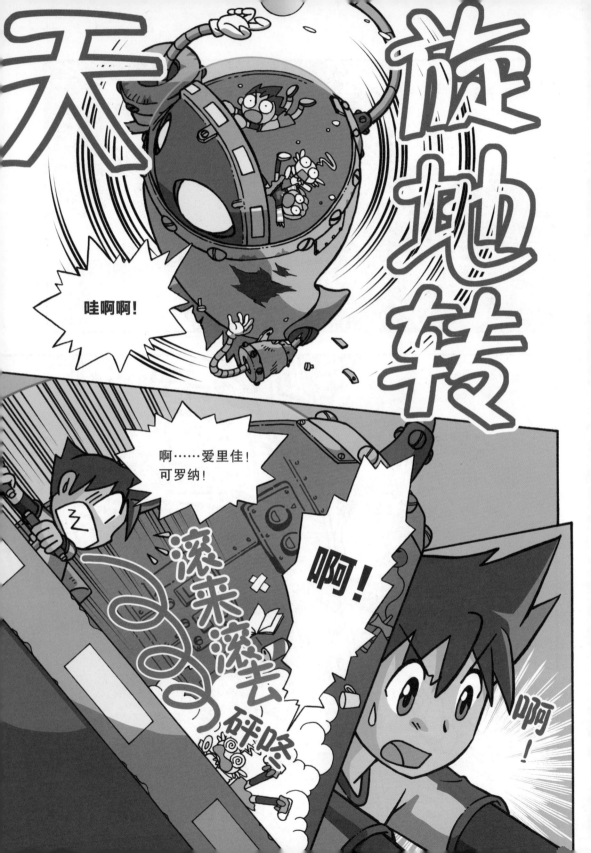

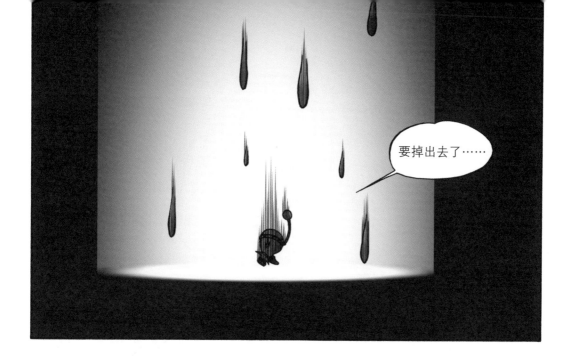

要掉出去了……

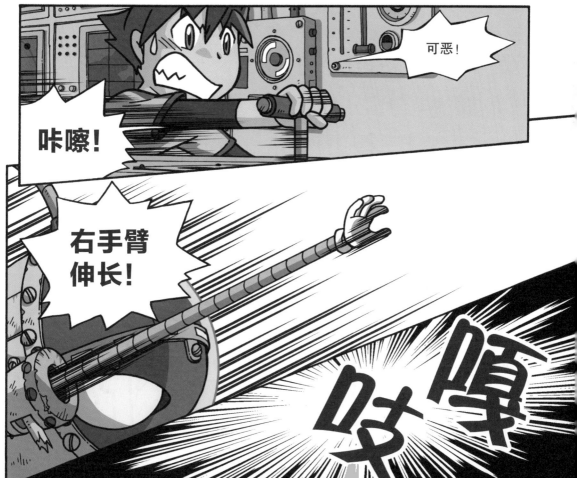

可恶!

咔嚓!

右手臂伸长!

呀嘎

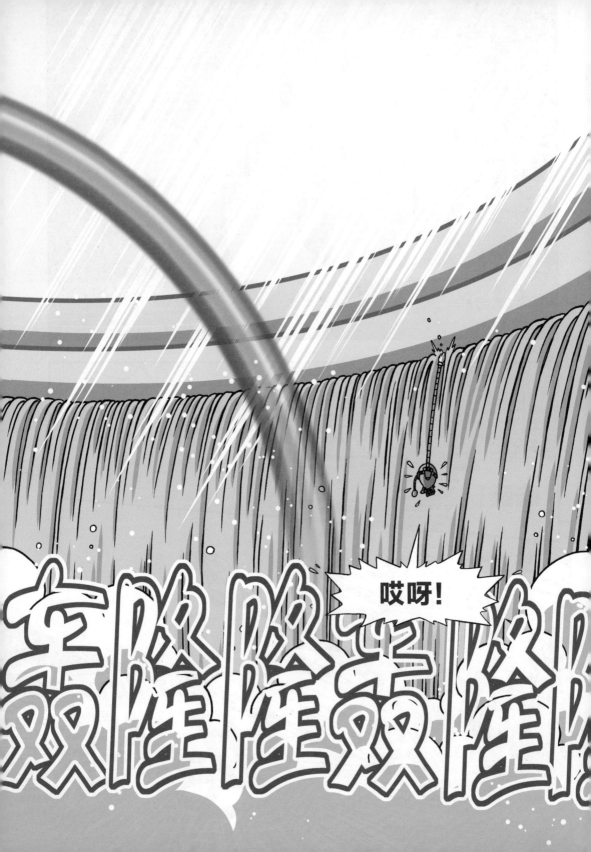

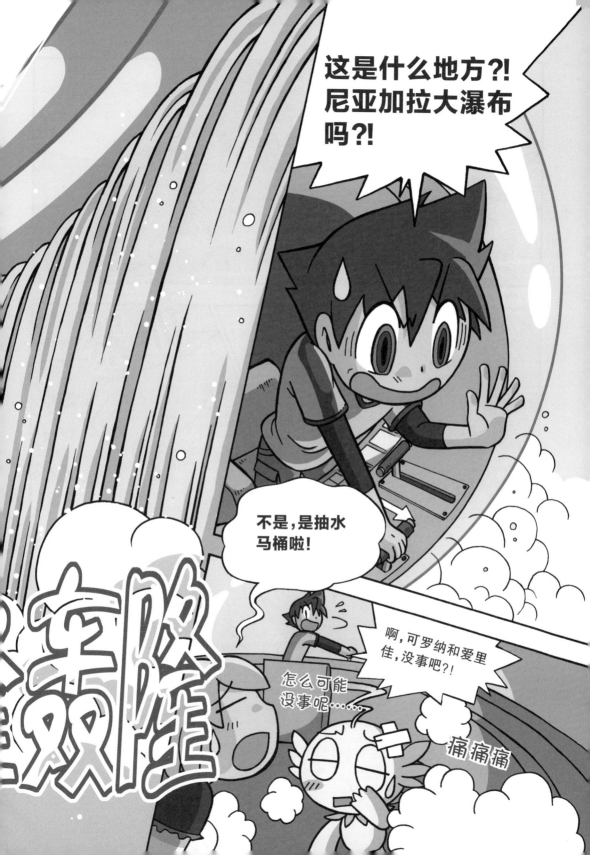

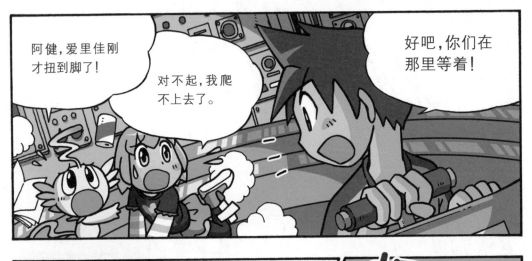

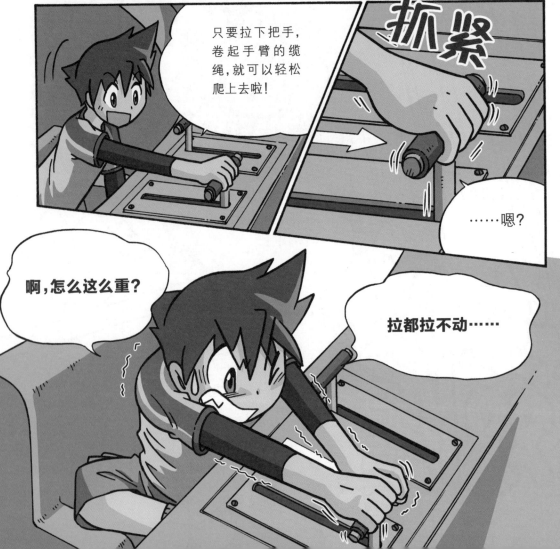

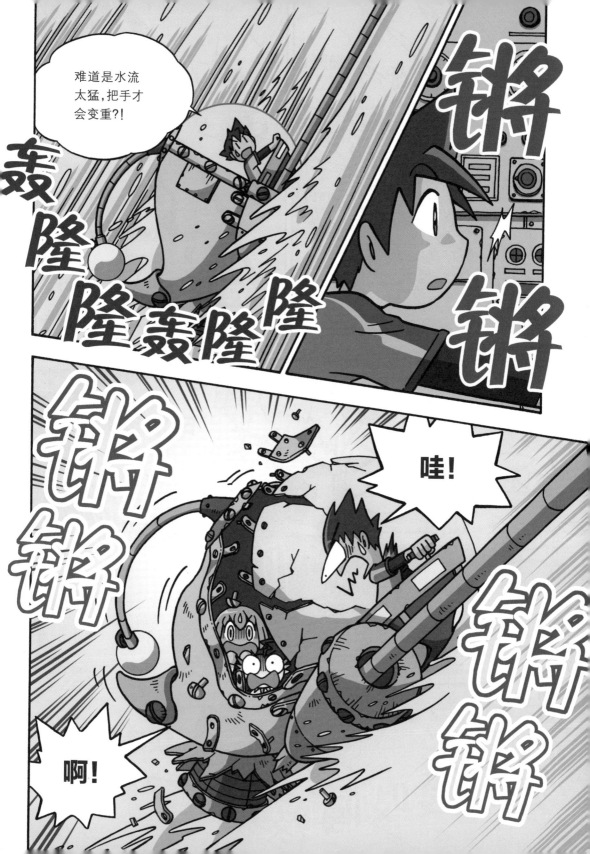

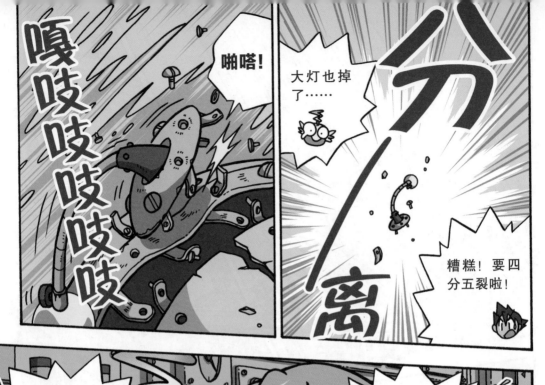

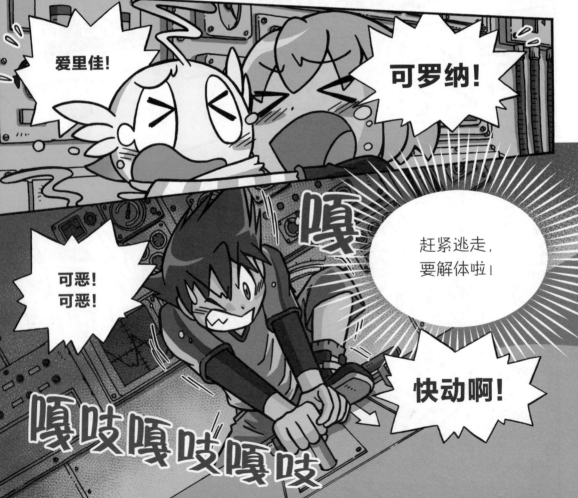

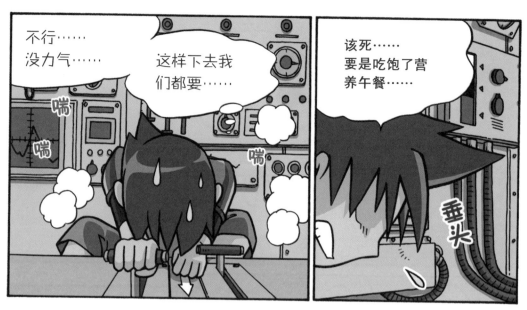

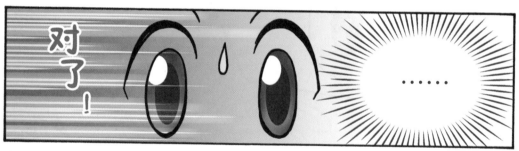

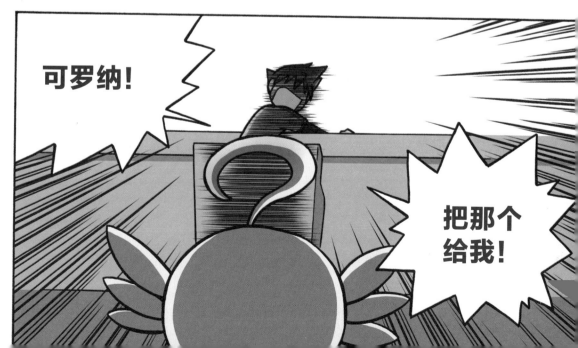

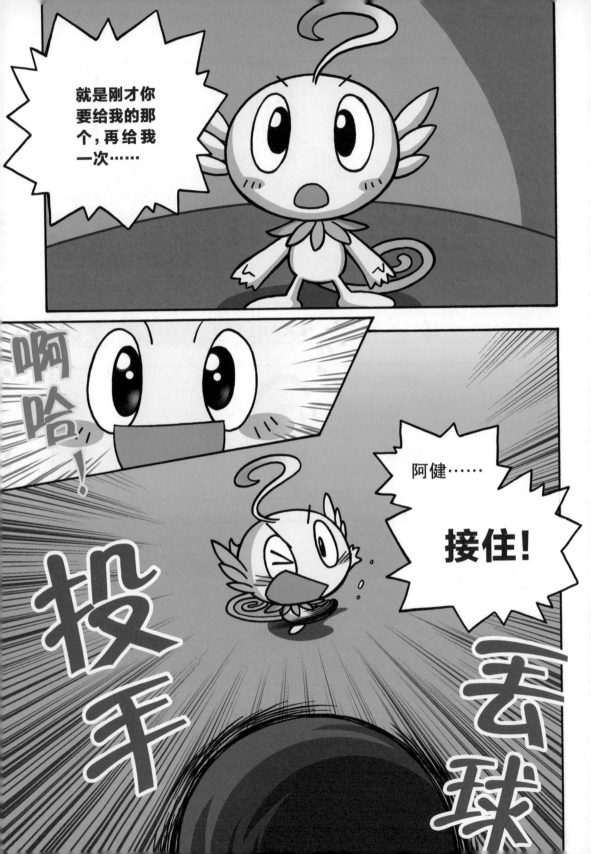

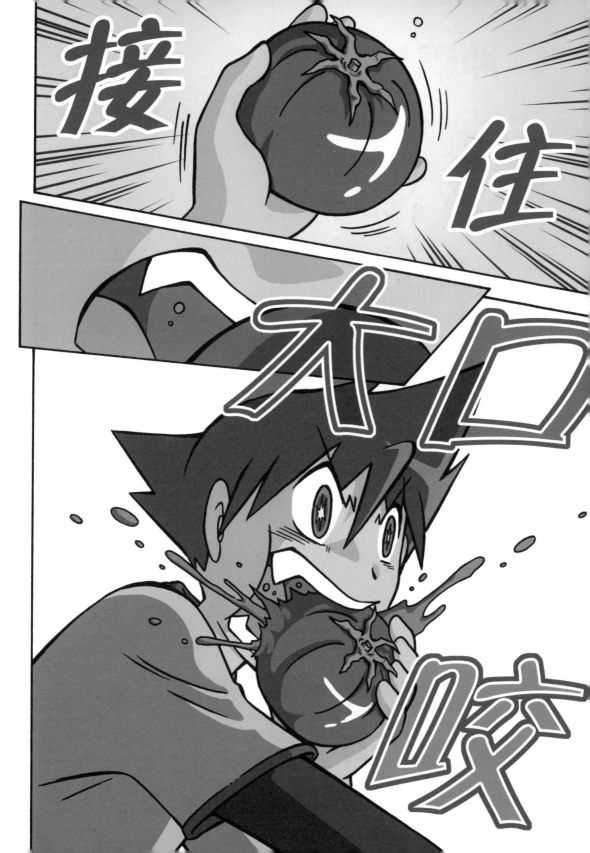

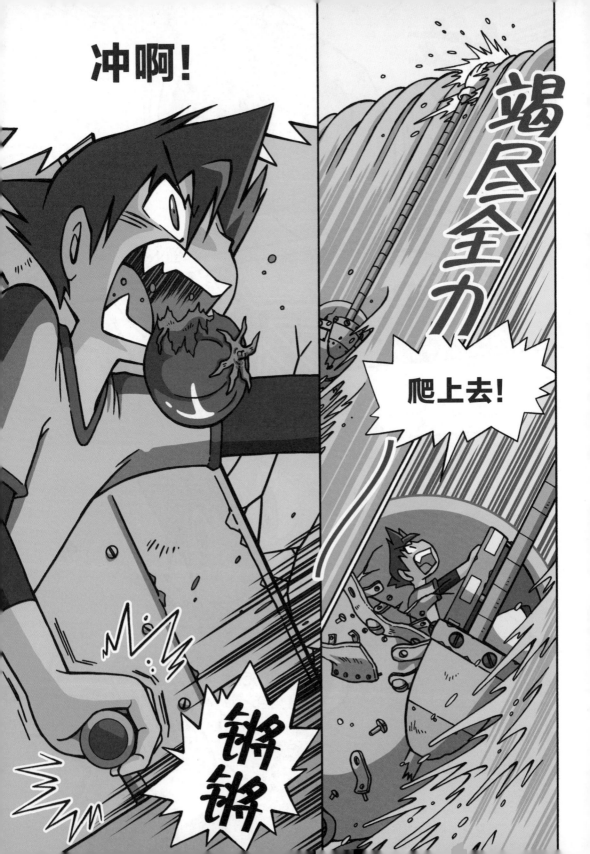

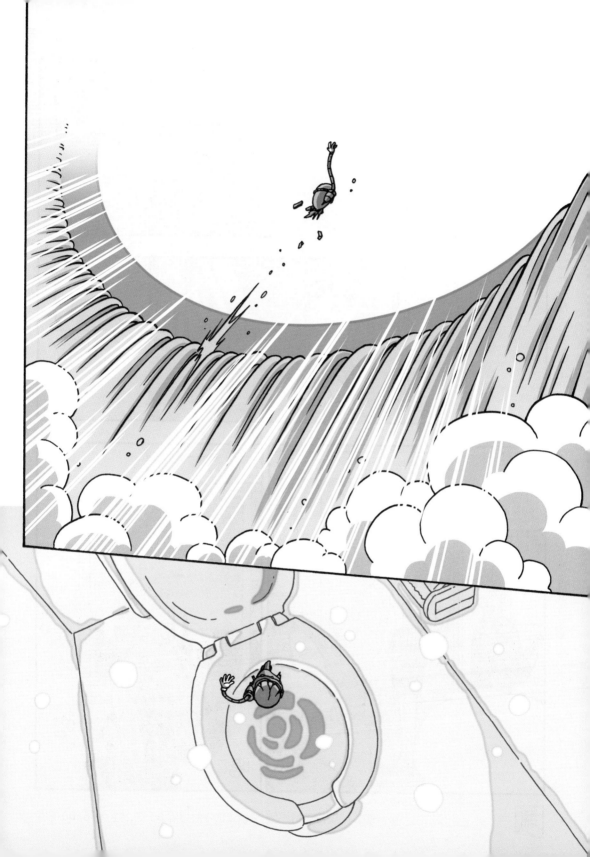

探索
笔记

成人每天放屁的体积约 500 毫升到 2 升，分多次排放。屁大多是饮食过程中吞下的空气，臭味则是来自肠道细菌分解食物后所产生的吲哚（indole）粪臭素（skatole）等物质。

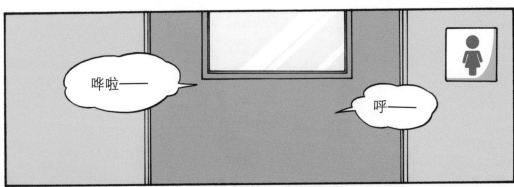

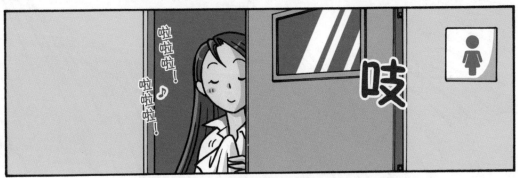

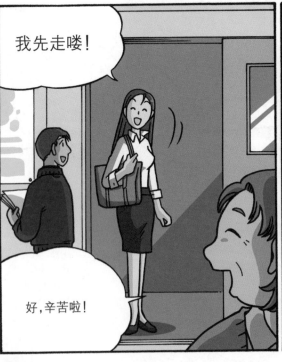

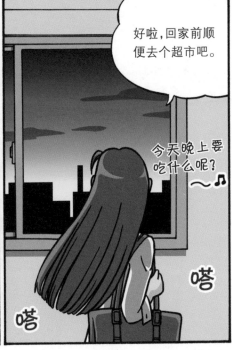

160

探索
笔记

一个人一生会拉出多少大便？如果每天拉一次，一次 200 克，活到 80 岁，大约有 5800 千克。

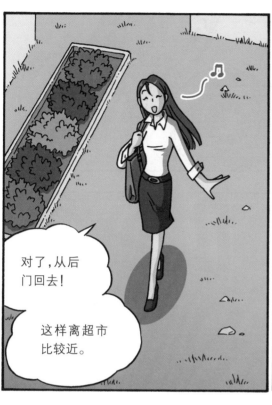

对了,从后门回去!

这样离超市比较近。

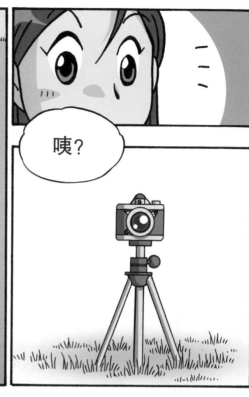

咦?

人体每个部位的细胞的寿命都不一样,胃入口的细胞寿命约9天,胃出口的细胞寿命约2天,小肠的约1天,大肠的约10天,肛门的约4天,嘴唇的约14天,脚底的约19天,肚皮表面的约19天。

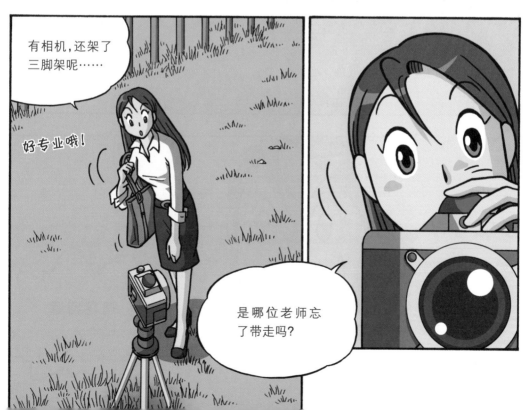

有相机,还架了三脚架呢……

好专业哦!

是哪位老师忘了带走吗?

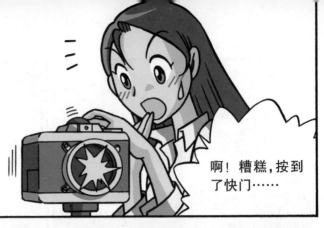

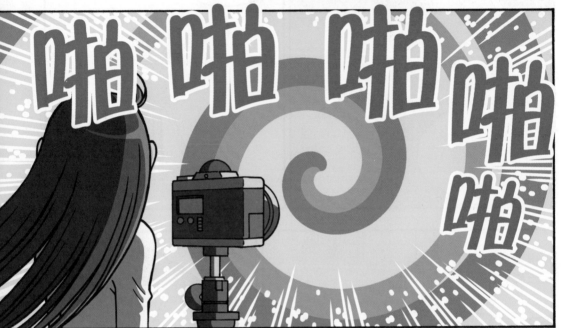

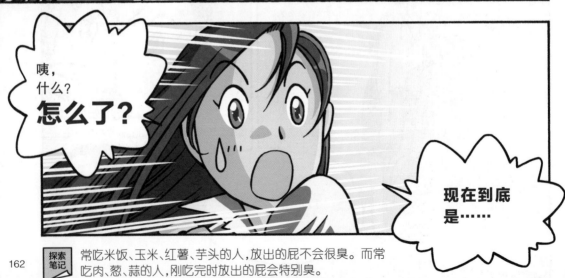

探索笔记 常吃米饭、玉米、红薯、芋头的人,放出的屁不会很臭。而常吃肉、葱、蒜的人,刚吃完时放出的屁会特别臭。

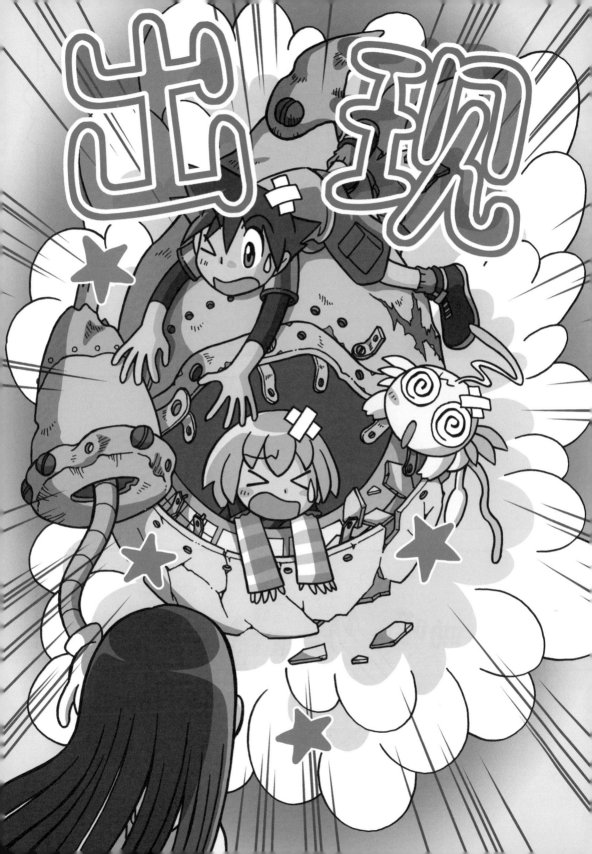

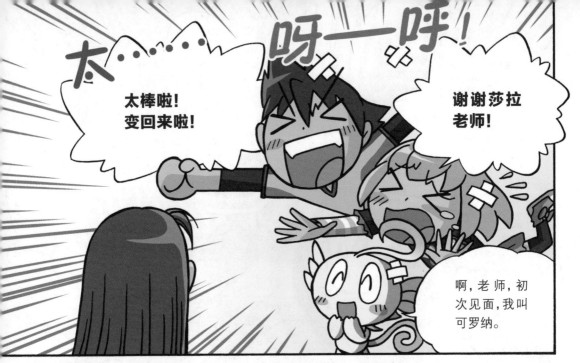

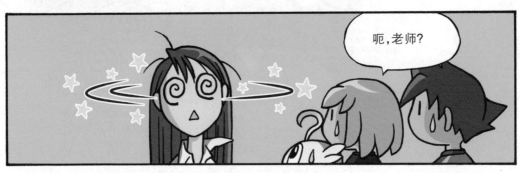

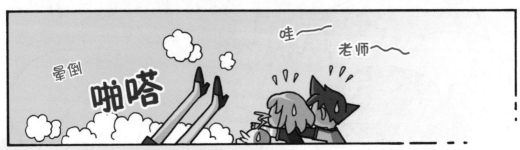

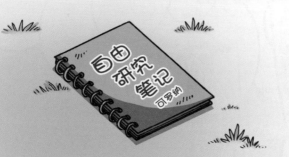

就这样……我们的冒险到此结束了。

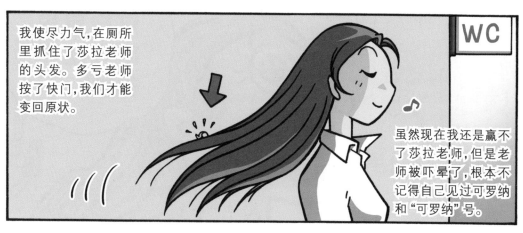

我使尽力气,在厕所里抓住了莎拉老师的头发。多亏老师按了快门,我们才能变回原状。

虽然现在我还是赢不了莎拉老师,但是老师被吓晕了,根本不记得自己见过可罗纳和"可罗纳"号。

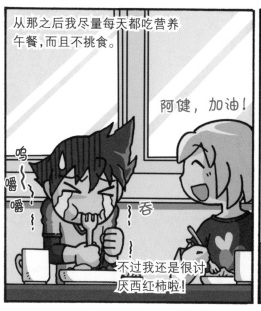

从那之后我尽量每天都吃营养午餐,而且不挑食。

阿健,加油!

不过我还是很讨厌西红柿啦!

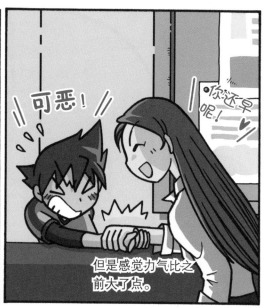

可恶!

你还早呢!

但是感觉力气比之前大了点。

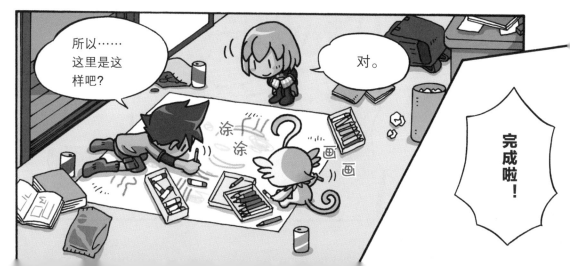

所以……这里是这样吧?

对。

完成啦!

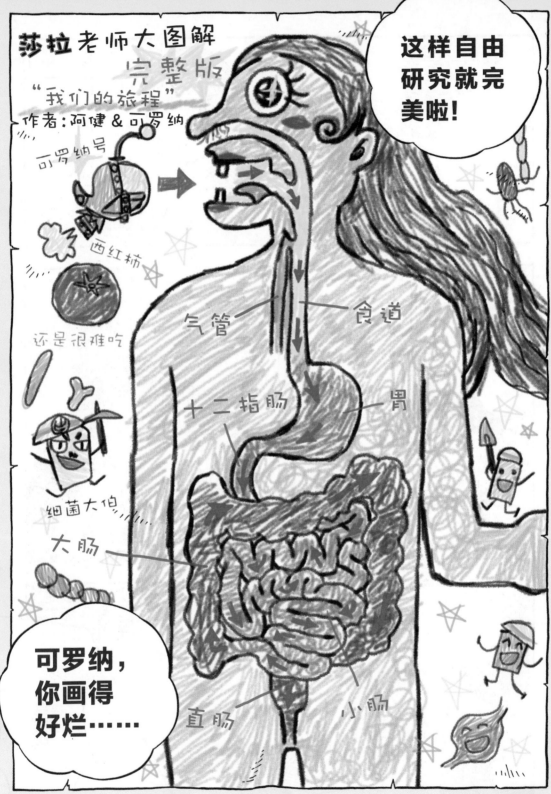

结束

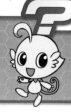

用大便做健康检查

或许你会感到奇怪,检查大便能知道些什么? 食物从嘴里进入人体,经过食道、胃、小肠、大肠、肛门才形成大便,我们完全可以根据大便的颜色、形状、硬度甚至臭味,就检查出一个人的饮食状况与健康情况。

检查重点 : ①形状
健康大便呈香蕉状

每一天或每两天大便一次的人,大便会是"一"字形或是像一根香蕉的形状,这代表粪便中含有适当的水分(约 70%)。如果含水量较高(80%),大便会呈糊状;含水量更高(90%),会呈粥状。至于硬邦邦的颗粒状大便,是因为在大肠里待得太久,水分变得比较少,有点接近便秘。

不太硬又不太软的大便是较为正常的,排出来的时候会很顺畅,用卫生纸擦屁股也擦不出太多痕迹。只要多吃富含食物纤维的蔬菜、水果,就能形成正常的粪便。

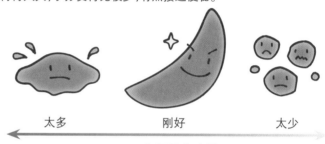

太多　　　　刚好　　　　太少

大便的含水量

检查重点 : ②颜色
土黄色最理想

大便呈浅浅的土黄色,代表大肠里的食物纤维含量多,有很多有益菌维持大肠的健康,相当理想。另外,大便的颜色会随着留在大肠里的时间而改变,时间由短及长,大便的颜色依次是黄色、土黄色、棕色、深咖啡色。

检查重点 : ③气味
恶臭代表蔬果吃得不够

如果你觉得大便味道臭得很恶心,那可能是有害菌制造出了较多的粪臭素。当你常吃肉而少吃蔬果时,大便闻起来会特别臭,所以蔬果和肉要均衡摄取。

较短　　　　　　　　　　　较长

大便待在大肠里的时间与颜色的关系

图字 11-2019-47 号

图书在版编目（CIP）数据

人体迷宫大调查：食物消化篇 /（日）赞岐美智义
主编；（日）木村广喜绘；李汉庭译 . -- 杭州：浙江
少年儿童出版社，2019.9
（科学惊奇大探险）
ISBN 978-7-5597-1373-5

Ⅰ. ①人… Ⅱ. ①赞… ②木… ③李… Ⅲ. ①人体 –
少儿读物 Ⅳ. ① R32–49

中国版本图书馆 CIP 数据核字 (2019) 第 075462 号

作品名4：人体迷宫を調査せよ！ 食べ物のゆくえ編
きむらひろき・漫画 讃岐美智義・監修

Jintai Meikyu wo Chosa seyo！ Tabemono no Yukue hen
© Gakken Plus 2015
First published in Japan 2015 by Gakken Plus Co., Ltd., Tokyo
Simplified Chinese translation rights arranged with Gakken Plus Co., Ltd.
through Future View Technology Ltd.

科学惊奇大探险 **人体迷宫大调查 食物消化篇** RENTI MIGONG DA DIAOCHA
［日］赞岐美智义/主编 ［日］木村广喜/绘 李汉庭/译 SHIWU XIAOHUA PIAN

图书策划	三环童书	文字编辑	孙钰婷
项目统筹	胡献忠	责任校对	沈 鹏
编辑统筹	饶虹飞	封面设计	袋 鼠
责任编辑	陈琼琪	排版制作	江西南昌文华有限公司
特约编辑	朱小言	责任印制	孙 诚

出版发行 浙江少年儿童出版社（浙江省杭州市天目山路40号）
印　　刷 广州市一丰印刷有限公司

开　　本	787mm×1092mm　1/16	版　　次	2019 年 9 月第 1 版
印　　张	10.5	印　　次	2019 年 9 月第 1 次印刷
字　　数	210000	标准书号	ISBN 978-7-5597-1373-5
印　　数	1-20000	定　　价	30.00 元

（如有印装质量问题，影响阅读，请与印刷厂联系调换，联系电话 020-82689451）